U0279283

超声辅助脂肪抽吸术
概念与技术

Ultrasound-Assisted
Liposuction
Current Concepts and Techniques

主　编　Onelio Garcia Jr.

主　译　王　阳　肖一丁　刘　峰

上海科学技术出版社

图书在版编目（CIP）数据

超声辅助脂肪抽吸术：概念与技术 / （美）欧内利亚·加西亚 Jr. (Onelio Garcia Jr.) 主编；王阳，肖一丁，刘峰主译. -- 上海：上海科学技术出版社，2024.1
书名原文：Ultrasound-Assisted Liposuction: Current Concepts and Techniques
ISBN 978-7-5478-6284-1

Ⅰ. ①超… Ⅱ. ①欧… ②王… ③肖… ④刘… Ⅲ. ①超声应用－甘油三脂－移植术（医学） Ⅳ. ①R622

中国国家版本馆CIP数据核字（2023）第152170号

上海市版权局著作权合同登记号 图字：09-2022-0855

封面图片由译者提供

超声辅助脂肪抽吸术：概念与技术
主编　Onelio Garcia Jr.
主译　王　阳　肖一丁　刘　峰

上海世纪出版（集团）有限公司
上 海 科 学 技 术 出 版 社 出版、发行
（上海市闵行区号景路159弄A座9F-10F）
邮政编码201101　www.sstp.cn
山东韵杰文化科技有限公司印刷
开本 787×1092　1/16　印张 12
字数 250千字
2024年1月第1版　2024年1月第1次印刷
ISBN 978-7-5478-6284-1 / R·2817
定价：148.00元

本书如有缺页、错装或坏损等严重质量问题，请向印刷厂联系调换

内容提要

  超声辅助脂肪抽吸术是利用超声波进行脂肪抽吸，以对身体轮廓塑形的整形美容手术。该技术可以选择性地破坏并吸出脂肪细胞，而对周围组织无明显破坏，因此具有操作安全、创伤小、恢复快等优点。本书系统讲解超声辅助脂肪抽吸术的发展历史、基本原理及临床应用，内容包括颈部、面部、躯干、四肢、臀部等部位的塑形，还包括大量减重、高精度轮廓塑形等特殊应用，详尽介绍了各项临床应用的手术适应证、术前考虑、手术步骤和要点、手术效果、术后并发症处理等，并辅以大量病例图片，具有较强的指导意义。

  本书是超声辅助脂肪抽吸术的优秀教程，适合整形外科、美容外科医生和相关专业从业者阅读。

我很幸运，在生活中有人信任我、支持我的事业。我想把这本书献给他们。

感谢我的父母，Onelio Garcia Sr. 博士夫妇，他们无法想象，他们当时 18 岁的网迷儿子会上大学，然后从事医学职业。

谢谢我的孩子 Sloane、Alana、Brysen 与 Spencer，他们是我最大的骄傲。毫无疑问，他们在自己的领域都将取得比我更大的成就。

致我的导师 Bernard L. Kaye 博士，他是美国整形美容外科医师学会的创始成员和前任会长。他是一位真正的"博学多才的人"，我们有幸受其培训，学到的远不止整形手术。

致所有作者。他们的贡献极大地提升了本书的学术水平，非常感谢他们为本书投入了大量时间和精力。

致我的长期合作伙伴 Jose Perez-Gurri 博士，他是本书的作者之一。历经 1/3 个世纪，我仍然觉得我们并肩工作、讨论有趣案例的时光十分快乐。这是多么美妙的经历啊！

致 Isabel，她向我诠释了什么是无私奉献的爱。衷心感谢她对我职业生涯的理解与支持。

致我的病人，感谢你们的信任，我很荣幸能够照顾你们。

Onelio Garcia Jr.

译者名单

主 审

陈敏亮　中国人民解放军总医院

宋建星　同济大学附属上海市第四人民医院

主 译

王 阳　北京协和医院

肖一丁　北京协和医院

刘 峰　江西峰范美学设计咨询有限公司

副主译

林 伟　福州名韩整形门诊部

王琪海　广西南宁爱玛莎医疗美容医院

王 欣　成都武侯华生铂悦医疗美容医院

蒋 华　成都高新忠爱美成医疗美容门诊部

参译人员（按姓氏笔画排序）

王 宇　北京清木医疗美容诊所

王亚璐　成都武侯华生铂悦医疗美容医院

孔 晓　河南中医药大学第一附属医院

代忠洪　成都润美玉之光医疗美容门诊部

白 明　北京协和医院

邢汉银　上海瑞伯门诊部

刘　浩　北京协和医院

刘中国　成都润美玉之光医疗美容门诊部

闫宗博　河北医科大学第四医院

江建亮　上海镜面医疗美容门诊部

安彦川　河南省濮阳市人民医院

李　旭　北京奥尔贝德医疗美容门诊部

李奇军　北京知音医疗美容门诊部

杜奉舟　北京协和医院

杨　忠　成都高新忠爱美成医疗美容门诊部

何明达　大连爱德丽格医疗美容门诊部有限公司

张　琪　成都高新忠爱美成医疗美容门诊部

张丰韬　成都武侯艾凡加医疗美容门诊部

张雨薇　北京协和医院

张海林　北京协和医院

陈　瞧　北京协和医院

周亚刚　宁波鄞州唯格医疗美容门诊部

孟　湉　北京协和医院

郝　岩　北京协和医院

赵军舰　北京奥尔贝德医疗美容门诊部

钟杰光　广州博研医疗美容医院

戚　征　北京协和医院

彭　忠　成都高新忠爱美成医疗美容门诊部

彭　涛　杭州格莱美医疗美容医院

鲁树荣　成都高新忠爱美成医疗美容门诊部

管绍飞　成都高新忠爱美成医疗美容门诊部

黎护忠　福州市台江区星龄医疗美容医院

编者名单

主 编

Onelio Garcia Jr., MD Division of Plastic Surgery, University of Miami, Miller School of Medicine, Miami, FL, USA

参编人员

Katherine H. Carruthers, MD, MS West Virginia University, Department of Surgery, Division of Plastic Surgery, Morgantown, WV, USA

David E. Guarin, MD Universidad del Valle, Hospital Universitario del Valle, Department of Plastic Surgery, Cali, Valle del Cauca, Colombia

Alfredo E. Hoyos, MD Private Practice, Bogotá, Colombia Clinica Dhara, Department of Plastic Surgery, Bogota, Colombia

Dennis J. Hurwitz, MD Hurwitz Center for Plastic Surgery, Pittsburgh, PA, USA University of Pittsburgh, Pittsburgh, PA, USA

Mark L. Jewell, MD Oregon Health Science University and Private Practice, Portland, OR, USA

Carissa L. Patete, BS Miami, FL, USA

Pat Pazmino, MD University of Miami, Division of Plastic Surgery, Miami, FL, USA

MiamiAesthetic, Miami, FL, USA

Jose A. Perez-Gurri, MD, FACS Florida International University, Herbert Wertheim College of Medicine, Miami, FL, USA

Neal R. Reisman, MD, JD, FACS Baylor College of Medicine, CHI Baylor St. Luke's, Department of Plastic Surgery, Houston, TX, USA

Christopher J. Salgado, MD Miami, FL, USA

Mark E. Schafer, SB, MS, PhD Sonic Tech, Inc., Lower Gwynedd, PA, USA

中文版前言

现代脂肪塑形技术已历时 40 余年，法国 Yves-Gerard Illouz 医生及美国 Jeffrey A. Klein 医生天才般地创新，将钝性脂肪抽吸技术与肿胀技术完美地结合为一体，取得了令人瞩目的脂肪塑形效果，开启了现代脂肪塑形技术的序幕。这可能是外科学历史上罕见的革命性思维创造的术式。目前，脂肪塑形手术已成为全球最为常见的安全有效的美容手术。

与此同时，各国专家致力于发明更具脂肪组织靶向性的仪器、设备，以期减少对非脂肪组织的损伤，降低手术并发症。专家们发明了激光、射频、超声等热能设备，以弥补单纯脂肪塑形手术皮肤回缩不足的缺点。其中，第三代超声辅助脂肪抽吸设备（VASER 系统）使用最为广泛，而且使用成本低，非常耐用，弥补了超声辅助脂肪抽吸术早期的不足。超声辅助脂肪整形技术的进步使患者能够达到最佳满意度的同时，极大地减少了由于技术本身问题而导致不良事件的风险，且其临床结果稳定、可靠。目前，VASER 系统的应用已扩展到 3D 脂肪塑形领域，并与切除性躯体塑形（如腹壁脂肪整形术）联合应用。

但遗憾的是，目前教授如何使用 VASER 系统大多由工程人员进行，他们只是教授整形外科医生如何进行操作。由于缺乏对人体组织的了解，他们只能按照操作说明照本宣科，无法介绍如何根据临床情况灵活应用。

由 Onelio Garcia Jr. 医生编撰的《超声辅助脂肪抽吸术：概念与技术》弥补了上述不足，为我们提供了专业医生用 VASER 系统实施超声辅助脂肪抽吸术的宝贵临床经验。该书全面介绍了 VASER 系统，并涵盖了所有重要的主题。作者是该领域备受尊敬的专家，分享了其在使用超声波新技术方面的丰富经验，使我们对形体塑形的超声动力学及其对脂肪组织的影响有更为深刻的了解。本书是目前学习超声辅助脂肪抽吸术的上佳参考书。

本书原著出版伊始，我们就迅速组织团队进行翻译工作。译者团队核心成员来自北京协和医院，并广泛邀请国内脂肪塑形领域的专家参与。"译事三难：信、达、雅"，我们的翻译原则以信达为尚，尽量避免英式中文的通病；雅之高度，或难企及。感谢所有译者的竭诚奉献，本书得以如期完成。虽尽全力，限于时间、能力等因素，疏漏之处难免，敬请读者批评指正。

他山之石，可以攻玉。但我们需铭记本书所描述的临床经验是源于白色人种患者，并不一定完全适用于中国人群。我们期望国内同仁能够将自己的临床经验归纳、总结，编撰适于国人的脂肪塑形新兴技术专著。我们更加期盼，本土的研究机构能够设计、生产适用于国人的创新的脂肪塑形仪器设备。

衷心感谢陈敏亮、宋建星两位前辈严格、细致地审阅译稿，以及对译者的褒奖、鼓励！

衷心感谢鲁树荣医生及各位同仁对本书做出的巨大贡献！

衷心感谢上海科学技术出版社，本书得以如期出版！

王　阳

英文版前言

Rohrich、Beran 和 Kenkel 编写的 *Ultrasound-Assisted Liposuction* 是一本备受赞誉的教科书，出版至今已有 20 多年。那本书恰好契合我们的专业。那是一本全面、简明的参考书，阐述了一项令当时整形外科医生瞩目的新技术，且几乎涵盖了所有重要的主题。

从那时起，我们已经对躯体塑形的超声动力学及超声对脂肪组织的影响有了更为深刻的了解。目前的脂肪抽吸超声设备比前几代更安全有效。本书旨在弥补超声辅助脂肪抽吸术早期的不足。本书作者都是该领域备受尊敬的专家，他们分享了在应用超声波新技术方面的丰富经验。我真诚地希望本书能在未来几年里成为指导超声辅助脂肪抽吸术开展的工具书。

Onelio Garcia Jr.
Miami, FL, USA

致　谢

特别感谢 Imagos 整形外科研究所的 Paola S. Chaustre 博士为本书医学摄影提供的巨大帮助。

目　录

第一篇

基本原则
Fundamentals

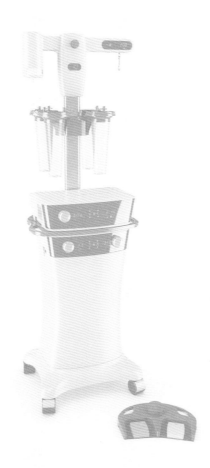

第一章

超声辅助脂肪抽吸术：简介与历史

Ultrasonic-Assisted Liposuction: Introduction and
Historic Perspectives

Mark L. Jewell ｜ 肖一丁　王　阳　译

时至 2019 年，负压脂肪整形术（suction-assisted lipoplasty, SAL）在美国已经应用了近 35 年。无需回顾其点点滴滴的进展，我们即可断言 SAL 是一项去除皮下脂肪组织（subcutaneous adipose tissue, SAT）关键而成熟的手术技术。脂肪整形术已经发展成为庞杂的技术体系，包括 3D 躯体塑形、获取移植脂肪，抑或作为切除性躯体塑形（如切除性腹壁脂肪整形术）的辅助手段。这主要归功于多年来的技术进步。但另一方面，仍有许多外科医生使用 30 年前相对落后的技术，导致术后效果不佳。由于一些外科医生缺乏合理的手术流程，或者术中无法客观判断手术最终效果，脂肪整形术目前仍存在不良的术后效果。脂肪整形术并非适用于所有人群，患者选择有误，会导致不良的美学效果与患者的不满。

能量型脂肪整形设备可以使外科医生更为有效地准确去除皮下脂肪或调整中胚层胶原基质，而超声波能量比其他的热能技术（激光和射频）更优。人们已经尝试过多种方法，有些卓尔有效，有些则被摒弃。各种设备都有其特定的局限性和细微差别。因而在选择能量型脂肪整形设备时，外科医生必须确保自己获得稳定的效果。

现今，市场所售的某些抽吸针管添加了机械装置，使其更容易往复运动或旋转。一些外科医生喜欢用它们来抽吸 SAT 或进行脂肪移植[1]。但该设备的设计不符合人体工程学，略显笨重，长长的动力手柄难以与抽吸针管精确组配。动力辅助脂肪整形术只不过是增加了动力装置的 SAL。使用动力装置，仍未克服 SAL 所固有的局限性，依然需要高精细的技术。我个人认为，其糟糕的人体工程学设计和一次性耗材的成本，降低了其临床应用前景。

使用激光能量加热 SAT 的理念已经过时。目前这项技术的使用者甚少。激光辅助脂肪整形术（laser-assisted lipoplasty, LAL）作为一种"融化脂肪"的神奇方法，被大量推销给非主流的医生。但不幸的是，这些医生缺乏脂肪整形术的基本技能，对激光的安全能量测定有关的组织热力学知之甚少，加之适应证选择不当，从而酿成灾难性后果。最终结果就是组织烧伤、体表凹凸不平与脂肪坏死。激光能量频率通常针对组织中的水和血红蛋白的载色体，

M. L. Jewell (✉)
Oregon Health Science University and Private Practice, Portland, OR, USA
e-mail: mjewell@teleport.com

导致 SAT 温度升高，血液供应中断。其有效效应就是炎症性脂肪坏死。LAL 最常见的不良事件是烧伤。虽然 LAL 的营销活动中常有"智能溶脂（smart lipo）"这样诱人的噱头，但能够证实激光能量加热组织益处的科学有效数据极为匮乏[2, 3]。LAL 已风光不再。

射频辅助脂肪整形术（radiofrequency-assisted lipoplasty, RFAL）已经出现了一段时间，但尚未得到广泛应用。它其实只是另一种组织加热技术，利用探针来回穿梭于组织间并传导单极射频能量。该设备的初步报告显示，组织温度会被加热到非常高，超过 60℃[4]。新一代设备合并了温度监测功能，旨在降低皮肤和组织坏死的风险。已有报道该设备用于收紧上臂组织，以及在女性乳房通过"内源性乳房上提（internal mastopexy）"使组织收紧、上提。当然，由于包含组织探针和伴随的返回电极，RFAL 设备确实具有一次性成本，而且从人体工程学角度来看，组织探针和伴随的返回电极不便于操作。

水动力辅助脂肪抽吸术是一个新颖的理念，其使用高压流体破坏胶原基质中的脂肪细胞[5]。该设备的主要局限性在于一次性耗材的成本。

超声辅助脂肪整形术（ultrasonic-associated lipoplasty, UAL）应用已久。在 20 世纪 90 年代后期，这项技术风靡一时，但随后的结果却令人失望。在 Franklin DiSpaltro 的领导下，美国两大整形外科机构组建了超声辅助脂肪抽吸工作组，以帮助培训整形外科医生如何操作第二代 UAL 设备（Lysonix, McGhan Medical, Santa Barbara, CA; Wells Johnson, Turson Arizona 和 Mentor Contour Genesis, Mentor Corporation, Santa Barbara, CA）。工作组提供了关于使用这些设备的教学与生物技能培训。在此之前，整形外科医生没有了解 UAL 的培训途径。

回顾过去，我认为传统 UAL 出现的问题如下。首先，那个时代的超声动力抽吸针乳化与抽吸组织的效率低下。其次，外科医生没有使用 UAL 设备的安全流程，也没有对超声安全能量（剂量）的正确认知。大多数早期报道的 UAL 设备相关并发症，来源于抽吸针尖端接触真皮下表面时超声能量过强所带来的烧伤（"尖端撞击"）[6]。到 20 世纪 90 年代末期，外科医生不再青睐 UAL。

那时，我却对 UAL 兴趣盎然，因为它似乎有望成为一种提高脂肪整形术质量的手段，但那时设备的效率低下是其主要问题。大约 17 年前，我要介绍的第三代 UAL，被称为"威塑"（共振超声能量振动扩增，vibration amplification of sound energy at resonance, VASER）的设备出现了。通过 William Cimino 博士介绍，我与同事 Peter Fodor 医生对其产生了浓厚的兴趣，因为它从设计上克服了传统 UAL 设备的低效与危险等缺点。

William Cimino 博士深入分析了第一、二代 UAL 设备为何无法带来高质量与安全的治疗结果。外科超声设备并不少见，但 UAL 的操作与脂肪抽吸方面还存在一些不足。首先，脂肪的破碎必须用最低能量的超声波完成，因为组织中过量的超声能量会导致组织加热过度，从而产生第二代 UAL 中所常见的不良事件（如烧伤、尖端撞击、长期肿胀与血清肿）。第二代 UAL 设备实际上是在脂肪破碎的同时进行脂肪抽吸，这样就吸走了具有保护性的、可以减轻组织升温的湿性麻醉液。

VASER 系统设计有侧面开槽的小直径钛制实心探针（图 1.1），这将使其仅用第二代超声动力抽吸针所需能量的 1/4 就能有效破碎脂肪[7]。探针尖端的侧槽分散了超声能量并降低了尖端撞击而致烧伤的风险。超声能量以脉冲方式施加于组织上，使组织在破碎过程中不会

图 1.1　VASER 系统设计有侧面开槽的小直径
钛制实心探针。

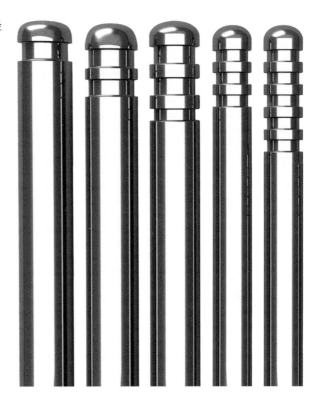

产生过多热量。当然，根据外科医生的喜好，也可以采用持续超声波的模式。

　　VASER 系统有一个非常精确的液体注射泵，可以精确确定注射了多少毫升的湿性麻醉液。这非常有用，因为 VASER 手柄 / 探针对组织施加的超声能量与注入的湿性麻醉液容积有关，通常每 100 mL 的湿性麻醉液对应着 1 分钟的脂肪破碎时间。这保证了在脂肪抽吸术中脂肪碎裂充分的同时不造成大量出血，同时避免了组织中过多超声热量的产生。该液体注射系统同样可应用于肿胀麻醉、躯体塑形或乳房手术中。

　　VASER 系统还解决了脂肪抽吸的效率与精度问题。自美国开展脂肪抽吸术以来，大多数外科医生长期使用的都是三侧孔 ［"梅赛德斯（Mercedes）式"］抽吸针管（Grams Medical, Costa Mesa, California USA）。使用超过 20 年的抽吸针管也屡见不鲜。传统三侧孔抽吸针管的问题是抽吸效率低下，即随着吸入液体黏度的增加，会出现"真空闸阀"现象，导致其有效抽吸能力下降。经手柄处的真空进气孔进入少量空气方可矫正。此外，Cimino 和 Fodor 通过详尽的试验发现，较小的侧孔更有利于有效地抽吸脂肪[8]。VASER 系统的全部抽吸针管均配有通风手柄，称为"VentX"抽吸针管（吸脂针），该技术亦已授权给其他 SAL 设备制造商（图 1.2）。

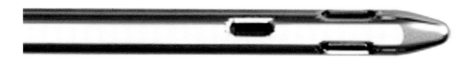

图 1.2　VentX 吸脂针。

　　VASER 设备中的贮脂罐系统解决了脂肪抽吸量的测量精度问题（图 1.3）。这有助于外科医生更精确地确定吸脂量，并避免在双侧对称的解剖区域（例如大腿外侧）出现差别。脂肪抽吸量的精确性同样是一个安全问题，外科医生都希望能够避免因过度吸除脂肪造成的形态上的缺憾或消瘦。

　　我还记得在 1990 年，与 Fodor 和 Souza Pinto 医生商定进行 VASER 系统的初步研究，因而收到了首台 VASER 系统。但设备没有详尽的使用说明或指导，只能由我们三位根据肿胀液的注射量、通气针管手柄及用于测量吸脂量的贮脂罐的效用等，推演脂肪破碎时间的规则。

　　令我们惊喜的是，一切都运行完美。Fodor 和 Jewell 使用脉冲超声（"VASER 模式"），而 Souza Pinto 在躯体塑形手术中使用连续超声模式。初步研究的病例中所收集的数据，我们确定没有出现应用第二代 UAL 所报道的并发症，并且患者满意度非常好。该研究结果已在美容医学杂志（*The Aesthetic Journal*）发表，并在美国整形美容外科医师学会（American Society for Aesthetic Plastic Surgery, ASAPS）进行了介绍[6]。

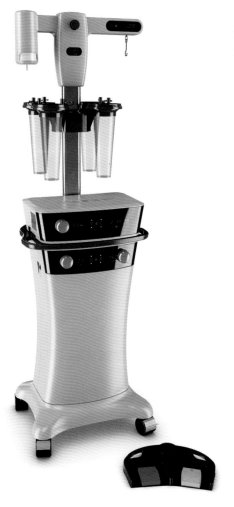

图 1.3　VASER 设备中的贮脂罐系统解决了脂肪抽吸量的测量精度问题。

随后，VASER 系统的应用已扩展到 3D 脂肪雕刻领域（Hoyos 和 Millard），将自体脂肪收集到无菌罐中，并与切除性躯体塑形（如腹壁脂肪整形术，Jewell）联合应用[9-11]。根据所用探针大小的变化，VASER 脂肪抽吸术还可以与面部年轻化手术联合进行。对 VASER 与传统脂肪抽吸术失血量的研究结果，则需归功于 Garcia[12]，他发现对于相同身体部位进行手术，采用 VASER 的失血量要比传统脂肪抽吸术少很多。

VASER 是迄今仍被使用的 UAL 系统。其用途广泛，使用成本低，而且非常耐用。UAL 技术的进步使患者能够达到最佳满意度的同时，避免由于技术本身而导致不良事件的风险，且其临床结果稳定可靠。技术、精确度、灵巧、安全与外科医生培训 / 患者选择的结合是 VASER 成功的关键。

参考文献

[1] Del Vecchio D, Wall S Jr. Expansion vibration lipofilling: a new technique in large-volume fat transplantation. Plast Reconstr Surg. 2018; 141(5): 639e−49e.

[2] Sasaki GH. Quantification of human abdominal tissue tightening and contraction after component treatments with 1064-nm/1320-nm laser-assisted lipolysis: clinical implications. Aesthet Surg J. 2010; 30(2): 239−48.

[3] Jewell ML. Commentary on quantification of human abdominal tissue tightening and contraction after component treatments with 1064-nm/1320-nm laser-assisted lipolysis: clinical implications (author: Gordon H. Sasaki, MD, FACS). Aesthet Surg J. 2010; 30(2): 246−8.

[4] Blugerman G, Schavelzon D, Paul MD. A safety and feasibility study of a novel radiofrequency-assisted liposuction technique. Plast Reconstr Surg. 2010; 125(3): 998−1006.

[5] Sasaki GH. Preliminary report: water-assisted liposuction for body contouring and lipoharvesting: safety and efficacy in 41 consecutive patients. Aesthet Surg J. 2011; 31(1): 76−88.

[6] Jewell ML, Fodor PB, de Souza Pinto EB, Al Shammari MA. Clinical application of VASER-assisted lipoplasty: a pilot clinical study. Aesthet Surg J. 2002; 22: 131−46.

[7] Cimino WW. Ultrasonic surgery: power quantification and efficiency optimization. Aesthet Surg J. 2001; 21: 233−41.

[8] Peter B, Fodor MD, Cimino WW, Watson JP, Tahernia A. Suction-assisted lipoplasty: physics, optimization, and clinical verification. Aesthet Surg J. 2005; 25: 234−46.

[9] Hoyos AE, Millard JA. VASER-assisted high-definition liposculpture. Aesthet Surg J. 2007; 27: 594−604.

[10] Jewell ML. Lipoabdominoplasty: advanced techniques and technologies. In: Aston SJ, Steinbrech DS, Walden JL, editors. Aesthetic plastic surgery. Amsterdam, Netherlands: Elsevier; 2010. p. 765−73, Chapter 63.

[11] Schafer ME, Hicok KC, Mills DC, Cohen SR, Chao JJ. Acute adipocyte viability after third-generation ultrasound-assisted liposuction. Aesthet Surg J. 2013; 33(5): 698−704.

[12] Garcia O Jr, Nathan N. Comparative analysis of blood loss in suction-assisted lipoplasty and third-generation internal ultrasound-assisted lipoplasty. Aesthet Surg J. 2008; 28: 430−5.

第二章

躯体塑形的超声学基础

Basic Science of Ultrasound in Body Contouring

Mark E. Schafer | 肖一丁 译

背 景

多年来，超声波能量已被广泛应用于各种医疗领域——从牙科到神经外科。超声手术设备的起源可以一直追溯到 20 世纪 50 年代中期牙科超声器械的发展[1]。人们发现在充足流体环境中使用超声振动，能有效治疗牙结石。该系统不仅避免了操作者既往需要大量搔刮操作而导致的劳累，更通过减少疼痛和出血，改善了患者的就医体验。

自此，这种使用超声波振动能量来减少操作者工作强度并改善患者医疗质量的模式已反复出现在大量的设备设计中。例如牙科、神经科、眼科、骨科、创面护理乃至肾内科领域均有涉及[2]。超声波抽吸装置已被成功应用于一系列软组织的取出，如皮肤、肌肉、病理组织（肿瘤）和脂肪。超声技术的关键特性是它具有"组织选择性"，即能够保留结缔组织、神经和血管。此外，超声设备被设计成产热最小化，以减少患者疼痛及对周围正常组织的损害。

自 20 世纪 80 年代末至 90 年代初，超声技术特别是在躯体塑形的应用不断取得进展。在第一代超声技术中，通过一直径为 4～6 mm 实心钝头金属棒（或称"探针"）连续释放超声能量（将在本章后面进一步解释）。皮下堆积脂肪被分解破碎后，再由另一中空的吸脂针管在负压下抽吸出体外[3]。而所谓的第二代系统则改用 5 mm 的空心针头，允许同时进行脂肪的破碎与抽吸，但其抽吸效率会受限于直径仅有 2 mm 的内腔，而且由于置入的器械和皮肤保护器外径较大，所以需要开长达 1 cm 的皮肤切口。大量报道显示，第一、二代设备的临床效果不佳与手术并发症较多，阻碍了其推广应用[4, 5]。

针对传统脂肪抽吸术和既往基于能量技术的缺点，研究人员在 20 世纪 90 年代后期开始开发第三代超声辅助脂肪抽吸系统（VASER）。VASER 系统旨在通过提高安全性和效率来改善脂肪抽吸技术，减轻医生疲劳，尽量减少患者术后淤青、出血和疼痛，同时还带来更快的康复[6]。

本章将介绍超声，特别是 VASER 技术在躯体塑形领域的基础科学知识，并详细描述设备设计与作用机制。

M. E. Schafer (✉)
Sonic Tech, Inc., Lower Gwynedd, PA, USA
e-mail: marks@sonictech.com

超声基本术语

作为机械能的一种形式，声音是通过介质传播的振动或压力波。声音以更高和更低的压力波传播。随着波的传播，高压（压缩）与低压（稀疏）区域交替出现。压缩导致粒子被推得更近，而稀疏区域粒子则彼此拉开。这会导致单个粒子在原地来回振动。波的振幅等于压缩与稀疏最大值之间的差值（图 2.1），其中最高压缩点称为波峰，而最低稀疏点称为波谷。

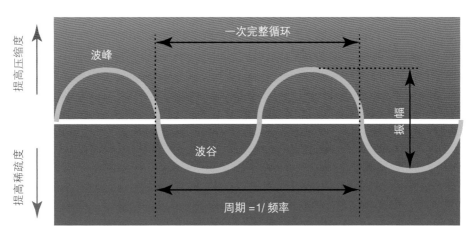

图 2.1　压缩波分量与稀疏波分量的关系图解，包括循环周期和频率。

声波的特征在于它们的频率：即每秒压力来回振荡的次数。频率以赫兹（Hz）为单位，表示每秒循环数。超声波的振动频率高于人类听觉所能检测到的频率，约为 18 kHz（18 000 Hz）或更高。周期是完成一个循环所需的时间，周期是频率的倒数（图 2.1）。

声音的传播速度取决于其传播介质的密度和刚度。对于大多数软组织，该速度约为 1.5 mm/μs。当波穿过一种材料时，波长是对应于波的一个循环的距离。因此，波长直接随声速变化而与频率成反比。频率越高，波长越短，波峰和波谷的间距越近。

超声中的另一个关键概念是"连续"与"脉冲"能量。"连续"，顾名思义，是指只要踩下脚踏板（或其他控件），超声波能量就会持续开启，不会中断。使用"脉冲"模式时（也标为 VASER 模式），超声能量在操作期间会快速开启和关闭（每秒多次）。脉冲设置的优点是整体平均能量传输较低，因此整体产生热量的潜力较低（见本章下文）。它还减少了手柄内部超声电机产生的热量，后者会影响操作与探针寿命。

系统组件与操作特性

组件：超声手术系统的核心部件包括特定频率的电能发生器或放大器、将电能转换为机械运动的超声电机（包括压电换能器和前后质量块）、用于传递或放大机械运动的耦合器或喇叭（机械波放大器），以及将机械运动传导至组织的探针（图 2.2）。当然，还有其他组件，例如控制机构（脚踏板、手动开关、旋钮、用户界面）、供操作者握持和操纵设备的某些手柄及电源。

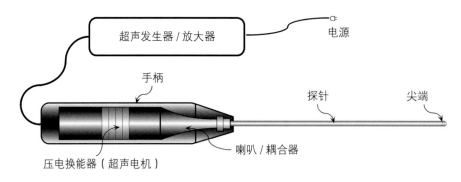

图 2.2　超声手术系统的基本组件。

　　当施加电能时，手持件中的换能器会膨胀和收缩，从而在探针中产生纵向压缩波。随着探针尖端向前移动，它会压缩周围区域。当探针尖端向后移动时，则会出现稀疏区。探针尖端的向前和向后运动产生了一个球形扩展的超声能量波，如图 2.3 所示，交替的压缩和稀疏区域在各个方向上不断向外传播（请注意，图 2.3 的颜色编码可匹配图 2.1）。尖端活动度通常约为 75 μm，声场的振幅与此活动度直接相关。换句话说，探针尖端活动度越大，声场的振幅就越大。尖端活动度可在前面板的设置中控制。

　　共振：超声手术器械的一个基本要求是它在机械共振或接近共振的情况下工作，就像钟声在敲击时会以特定频率响起一样。共振使得设备尖端获得最大可活动度的同时，需要来自发电机的驱动能量最低。因此，整个结构被设计为最大化所需的谐振模式，同时最大限度地减少任何不必要的谐振的影响。这就是手柄与系统被"调整"在特定频率下运行的原因。

图 2.3　从探针尖端发出的球形声波示意图。代表压缩和稀疏区的颜色与图 2.1 中的颜色相匹配。

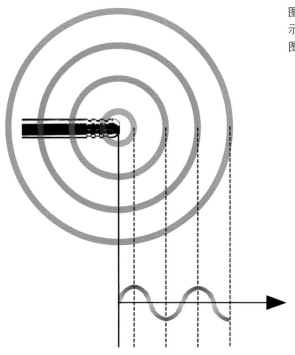

驻波：当压缩波沿探针传播时，它们会在尖端反射回来。两个波之间通过反射现象会产生"驻波"，导致探针的特定区域几乎没有运动（波节）而其他区域具有最强的运动（波腹）。最小振动幅度的位置也是承受最大应力的位置，通常是金属疲劳引起机械故障的地方。尖端始终是波腹，具有最强水平的纵向（向前和向后）振动。由于尖端是与组织相互作用的主要位点，因此它具有最强运动幅度是有益的。

波节和波腹作为探针材料（钛合金）中声速的函数，位置会出现移动，同时声速也取决于温度的高低。因此，系统的操作特性可能会随着设备的使用而改变，这就是为什么有时手柄会在长时间运行后停止运行的原因。如果手柄变得足够热，共振特性和波节/波腹的配置可能会转移到放大器/发生器上，而不再能匹配所需的频率。

摩擦生热：波节和波腹沿探针轴以 1/2 波长的间隔交替。在波腹位置，探针轴的表面运动非常快，相当于每小时 12 英里（约 19.31 km）以上，因此，在这些区域与探针轴接触的任何物体都有可能因摩擦而生热。这就是应使用皮肤保护套，保持皮肤入针点周围区域湿润并用湿毛巾保护的原因。沿探针轴的摩擦热效应是脉冲模式操作通常优于连续模式操作的另一原因。

作用机制

超声技术最强大的方面之一是它可以根据频率、振幅、振动模式和探针设计的选择产生广泛的临床效果，可组合和（或）调整各种作用机制以满足特定的临床要求。在躯体塑形手术中，空化与声流效应相结合，创造出一种安全有效的提取脂肪细胞的方法，对周围组织基质的影响也最小。

空化：气泡化是流体作用于气泡的术语，空化是整本书的主题[7]。空化作用对于有效操作是必要的，因此，了解不同类型的空化及超声波如何产生、维持和破坏气泡非常重要。

空化核与整流扩散：在大气压力和温度下，水中包含数十亿个微小气泡或空化核。这是不可避免的，因为空气会扩散到水中，直至达到平衡饱和点。因此，在躯体塑形手术中使用的麻醉肿胀液也包含着溶解气体（空气）和空化核。这些微气泡与溶解在流体中的气体处于平衡状态，气体以等量不断地进出气泡。

从探针尖端发出的声波对分散的微气泡产生推/拉力。当压力波拉动微气泡时，它们会膨胀，表面积增加，并允许溶解在流体中的其他气体通过扩散进入。压力波接下来推动气泡，压缩它并导致其中的一些气体扩散出去。由于气泡在压力波压缩时比较小，因此，在压缩过程中扩散出去的气体比在气泡受拉时扩散进来的气体少。因此，随着每个超声波的通过，气泡的整体体积会出现净增加。这个过程被称为整流扩散[8-10]。图 2.4 对该过程进行了说明。

气泡从 5～10 μm 开始迅速膨胀到它们的共振尺寸，这取决于流体的物理特性（如表面张力、黏度及密度）和应用的超声波频率。当频率为 36.6 kHz（VASER 系统的工作频率）时，共振气泡的尺寸约为 180 μm。在共振时，气泡随着每次超声压力波动而剧烈膨胀和收缩。此时，有两种可能发生的结果：气泡会剧烈地爆裂，或是较为轻柔地破裂。前者称为瞬态空化或惯性空化，后者称为稳定空化。

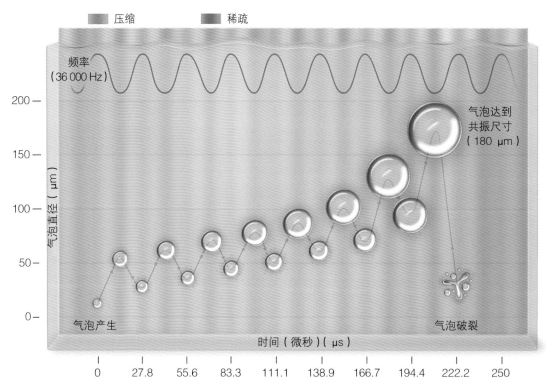

图 2.4 整流扩散示意图。在超声波的影响下，气泡不断增大，直至达到共振尺寸，然后破裂。(Travis Vermilye 绘图)

瞬态空化：在这种情况下，气泡会破裂成非常小的体积，从而产生极高的焦点压力和温度[11]。这是一种非常小的局部现象，就只发生在探针的尖端区域，对组织影响相对较小。然而，这是探针尖端随着使用而被腐蚀的机制。图 2.5 说明了瞬态空化气泡破裂对探针尖端造成的影响，并提供了点状侵蚀的证据。

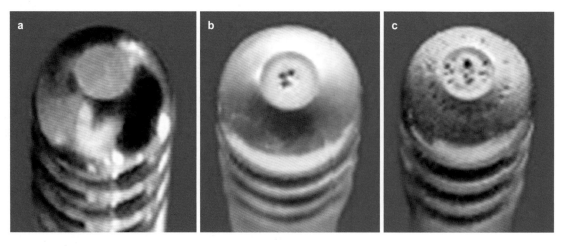

图 2.5 探针尖端。a. 新探针；b. 因瞬时空化气泡破裂而产生点状侵蚀的探针；c. 因空化导致广泛损坏的探针。

稳定空化：与剧烈地爆裂相比，共振气泡的另一结局是更为轻柔地破裂，在这种情况下，气泡碎片可用于重新开始整流扩散过程。稳定空化的特征之一是共振时出现大型周期性脉动，这会在气泡周围区域产生强大的剪切力。这些剪切力可以将细胞从其组织基质中移出，本章稍后将对此进行讨论。

对空化最重要的理解之一在于它是超声波对气态体的作用，无论空化核或气泡本身。由于人体的细胞内并不含游离气体，而只有液体，因此超声波能量不能使细胞本身空化。只有周围细胞间质中的气泡才能与超声波相互作用，产生空化效应。此外，由于脂肪细胞是被高黏度液体（脂质）填满的，因此，它们对超声波的作用和空化的可能性都有特别强的抵抗力。

声辐射力与声流：传播的超声波在其传播介质上产生合力，称为声辐射力[12, 13]。这种作用在流体上的力可以产生一种流动，通常被称为声流。此外，当探针尖端在流体中来回移动时，其周围的瞬时体积会受到强剪切力的影响。这些剪切力将引起液体的流动[14]，令人困惑的是，这也被称为声流。图 2.6 说明了这些力对探针尖端的影响。在该实验中，探针尖端浸入一个带透明壁的小水槽中，部分注水。当探针通电后，水槽中的水位在探针入水区域被强制抬高。探针附近的流动力由箭头所示。

声压与功率：如前文所述，超声能量是由尖端的振动产生的。来自探针的声压等级可以表示为频率、偏移与探针尖端截面积的函数[15, 16]。因此，增加探针偏移（通过增加发生器上的输出设置）就会增加压力输出，从而增强上述各种影响。另一种改变压力的方法是改变横截面积，通过选择不同直径的探针或具有更多"环"的探针（图 2.7）。环会产生额外的振动表面积，从而产生更多的声输出和更强的声流与空化。然而，这些环不会将探针尖端的声能模式赋予任何特定的方向性：来自尖端波能的一般模式与图 2.3 相匹配，且与环的数量无关。

图 2.6　该图显示了声流的效果。虚线是没有超声波能量的水位。激活后，探针尖端附近的声流（圆形箭头）会产生朝向液面的净水流（直箭头），从而提高水位。

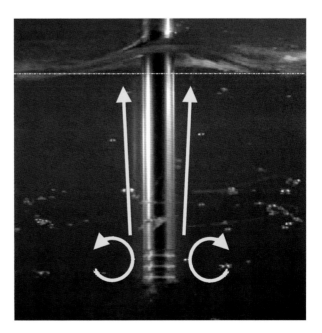

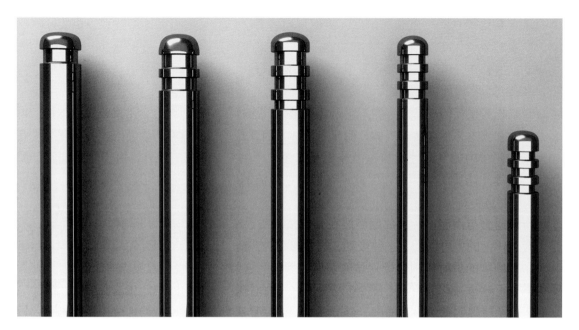

图 2.7　各种 VASER 探针尖端照片，显示了一系列直径和环数。环的直径和数量会影响探针传递的总声能。

超声与脂肪的相互作用

　　单个脂肪细胞存在于包含脂肪组织的更大的细胞集团中。脂肪细胞是脂肪小叶的一部分，脂肪小叶是脂肪颗粒的一部分，后者包含在脂肪段中，而脂肪段又位于脂肪室内（图 2.8）。由于脂肪细胞的大小能够发生显著变化（随着体重的增加，脂肪细胞的直径可以从 20 μm 增长到超过 200 μm），因此与肌肉、筋膜、神经和血管细胞相比，它们的结合相对松散。图 2.9 为小血管附近脂肪细胞的图示。请注意，虽然脂肪细胞结合松散，但血管壁细胞的连接十分紧密（从而防止血液泄漏到细胞间质中）。

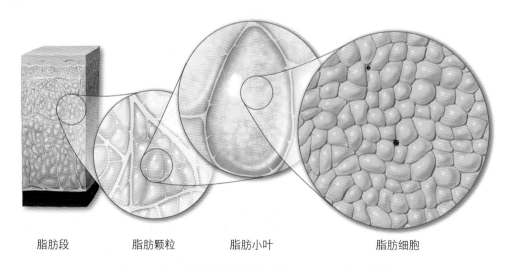

脂肪段　　　　　脂肪颗粒　　　　　脂肪小叶　　　　　　　脂肪细胞

图 2.8　体内脂肪组织示意图。（Travis Vermilye 绘图）

图 2.9　输注肿胀麻醉液前的脂肪图示，包括附近的血管。（Travis Vermilye 绘图）

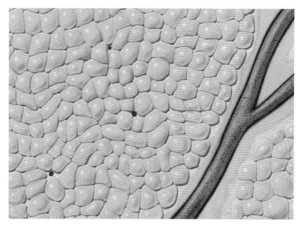

图 2.10　输注肿胀麻醉液后的脂肪图示。请注意，液体已渗透到整个脂肪区域，包括脂肪细胞间。（Travis Vermilye 绘图）

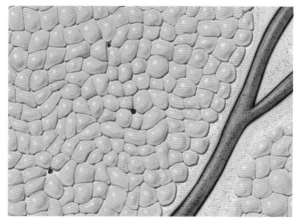

　　在躯体塑形手术过程中，肿胀麻醉液会被注入整片目标脂肪组织区域。如前所述，肿胀液中本身就含有 5～10 µm 量级的小气泡。随着液体注入，微气泡会分散在整块组织基质中。由于脂肪组织的堆积相对松散，肿胀液会包围脂肪细胞，并使气泡渗入单个细胞间。相比之下，血管壁与结缔组织细胞间的紧密连接可防止气泡弥散入这些组织之间，并对其产生影响（图 2.10）。

　　当受到来自探针尖端超声波场的影响时，气泡通过整流扩散增大到它们的共振尺寸，使气泡成为插入脂肪细胞间的楔子，从而将细胞从脂肪基质中挤出（图 2.11）。一旦气泡达到共振尺寸，它们就会破碎，拉动并进一步松解脂肪组织基质。然后重新开始新一轮过程。

　　当脂肪细胞被置换后，它们通过声流作用与肿胀液相混合，导致脂肪细胞完全悬浮，随后被吸出（图 2.12）。

　　由于脂肪细胞不含气体，超声能量不会使脂肪细胞空化。根据 UAL 后吸出的脂肪分析证实，该技术不会导致脂肪细胞的广泛破坏和脂类的释放[17]。此外，由于气泡不能弥散入血管、神经及其他类似组织的细胞间隙内，因此气泡介导的空化作用仅可用于挤出脂肪细胞，而其他组织不会受到影响。VASER 技术的这种自然组织选择性有助于减少患者在手术中的失血量，并有利于在术后维持健康的组织环境，加速愈合并最大限度地减少患者的不适。

　　由于单个脂肪细胞保持了完整性，在术中收集的脂肪可用于自体脂肪移植[17, 18]。强大

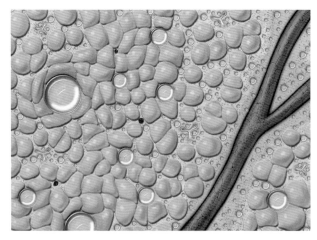

图 2.11　由超声波能量激活的气泡在脂肪细胞之间的区域中膨胀，从而使脂肪组织基质松解。由于气泡不能渗入血管紧密连接的细胞之间，所以后者不受影响。（Travis Vermilye 绘图）

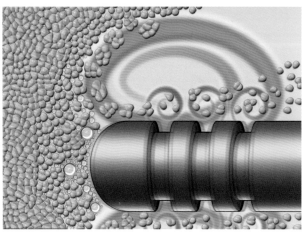

图 2.12　探针尖端区域的空化与声流示意图。正如图 2.6 中所示，声流的作用是在肿胀液中引起搅动并产生脂肪细胞的悬浊液。（Travis Vermilye 绘图）

的声流作用将吸入的脂肪细化为由 2～3 个脂肪细胞组成的小型脂肪细胞簇，有利于注射填充后的生长和血管形成。这与其他脂肪抽吸手术中吸出的脂肪形成鲜明对比，后者收集到的是直径约 50 个细胞的大细胞簇，它们与注射填充过程中剪切力造成的细胞高破裂率和移植后由于血供不足导致的核心坏死均相关。VASER 系统利用声波力安全地吸除脂肪细胞，同时保护周围组织，最终使得抽吸过程清洁而平稳，收获的脂肪细胞活力出众。

总　结

基于数十年不断扩展的临床应用，用于躯体塑形的第三代超声脂肪抽吸系统已经发展成为我们实现安全、有效治疗的理想选择。VASER® 系统结合了相对较高的频率（36.6 kHz）、低活动水平（低于 75 μm）、脉冲操作和探针环（以增加有效面积）以优化超声传输。它利用特殊的超声波现象，即稳定空化与声流，创建出一套独特的器械，用于从周围组织中安全吸除脂肪。综上所述，它表现出诸多益处，包括组织特异性、失血量少及患者不适感小、皮肤回缩平滑，以及为重建或美容目的保留了极具活力的脂肪细胞[17, 18]。

致谢：感谢 Travis Vermilye 绘制图 2.4、2.8、2.9、2.10、2.11 及 2.12。

参考文献

[1] Balamuth L. Ultrasonics and dentistry. Sound: Its Uses and Control. 1963; 2: 15. https: //doi.org/10.1121/1.2369595.

[2] Schafer ME. Ultrasonic surgical devices and procedures. In: Gellego-Juarez J, Graff K, editors. Power ultrasonics, applications of high intensity ultrasound. Cambridge, UK: Woodhead Publishing; 2015. p. 663−0.

[3] Zocchi M. Clinical aspects of ultrasonic liposculpture. Perspect Plast Surg. 1993; 7: 153−74.

[4] Jewell ML, Fodor PB, de Souza Pinto EB, Al Shammari MA. Clinical application of VASER-assisted lipoplasty: a pilot case study. Aesthet Surg J. 2002; 22: 131−46.

[5] De Souza Pinto EB, Abdala PC, Maciel CM, et al. Liposuction and VASER. Clin Plastic Surg. 2006; 33: 107−15.

[6] Garcia O, Nathan N. Comparative analysis of blood loss in suction-assisted lipoplasty and third-generation internal ultrasound-assisted lipoplasty. Aesthet Surg J. 2008; 28: 430−5.

[7] Young FR. Cavitation. London: McGraw-Hill; 1989.. ISBN 0-07-707094-1

[8] Lewin P, Bjørnø L. Acoustic pressure amplitude thresholds for rectified diffusion in gaseous microbubbles in biological tissue. J Acoust Soc Am. 1981; 69: 846−52.

[9] Crum L, Hansen G. Growth of air bubbles in tissue by rectified diffusion. Phys Med Biol. 1982; 27(3): 413−7.

[10] Crum L. Rectified diffusion. Ultrasonics. 1984; 22(5): 215−23.

[11] Suslick KS. Sonochemistry. Science. 1990; 247: 1439−45.

[12] Beyer R. Radiation pressure—the history of mislabeled tensor. J Acoust Soc Am. 1976; 60: S21. https: //doi.org/10.1121/1.2003222.

[13] Chu B, Apfel R. Acoustic radiation pressure produced by a beam of sound. J Acoust Soc Am. 1982; 72(6): 1673−87.

[14] Schafer M. Effect of pulse parameters on cavitation and acoustic streaming in ultrasonic surgical devices. Proc IEEE Ultras Symp. 2004: 874−7.

[15] Schafer M, Broadwin A. Acoustical characterization of ultrasonic surgical devices. Proc IEEE Ultras Symp. 1994: 1903−6.

[16] International Electrotechnical Commission 'Ultrasonics−Surgical Systems−Measurement and declaration of the basic output characteristics,' IEC 61847 Ed. 1, Geneva; 1998.

[17] Fisher C, Grahovac T, Schafer M, Shippert R, Marra K, Rubin J. Comparison of harvest and processing techniques for fat grafting and adipose stem cell isolation. Plast Reconstr Surg. 2013; 132(2): 351−61.

[18] Schafer M, Hicok K, Mills D, Cohen S. Acute adipocyte viability after third-generation ultrasound-assisted liposuction. Aesthet Surg J. 2013; 33(5): 698−704.

第三章
选择合适的患者
Choosing the Correct Candidate

Jose A. Perez-Gurri ｜ 肖一丁 译

患者选择是获得最佳手术结果的关键。理想情况下，体重指数（BMI）不应超过 30 kg/m²，大致健康，基础疾病控制良好，且患者的期望切合实际。局部脂肪堆积的患者为手术最佳适应证（图 3.1a～f）。患者必须明白，躯体塑形手术并非达到目的的手段，而只是改变生活方式的辅助方法。坚持合理膳食与定期运动也是他们必须完成的承诺。通常 BMI 大于 30 kg/m² 的患者需要被单独进一步评估手术指征。UAL 为体重较重的患者提供了一种替代 SAL 的选择。

让患者设定切合实际的期望是一项基本要求。每个人的身体形象都是独特的，而且手术是由外科医生来做的。通常患者会查看接受过类似手术患者的术前、术后照片，以寄希望于得到相似的手术结果，却没有意识到其身体框架与脂肪分布与自己大相径庭。外科医生有责任评估患者的"愿望"是否现实。形体畸形障碍作为一种疾病，多年来并未被人们所认知，但时至今日，所有接受美容手术的患者都必须考虑这个问题。据估计，7%～15% 的美容手术患者均受到这种疾病的影响[1]。今天，数字摄影技术允许患者立即在屏幕上看到自己，这也让外科医生可以更清楚地向患者传达手术目标是什么。此外，患者也可以自行判断哪些身体区域最受关注，并客观认识他们自身的形象。有一些软件程序，例如 TouchMD（图 3.2），允许使用触摸屏（图 3.1），从而使外科医生更容易通过照片来向患者详细说明手术计划。有时候医生们也会使用落地镜，然而，患者经常会忘记医生业已指出过的内容。

综上，年轻健康患者，若 BMI ≤ 30 kg/m²，皮肤质地良好且局部脂肪堆积，可取得最佳手术效果。年龄、皮肤弹性、既往妊娠史、体重减轻或增加史及潜在的疾病状况等是筛选患者的主要考虑因素。对于 BMI > 30 kg/m²，且患有糖尿病或心肺疾病等情况的老年患者，需与其主诊医师、内分泌科医师和心脏病专家共同进行评估。潜在的疾病状况并非择期美容手术的禁忌，但需要很好地调控身体状况。麻醉科医师需要了解所有相关医疗状况，并有机会与患者沟通甚至面谈。所有患者都有发生肺部并发症的风险，例如在该人群中较为普遍的静脉血栓栓塞[2]。糖尿病患者需要严格控制，理想情况下糖化血红蛋白（HbA1c）应为 6.5% 或更低。控制基础疾病并减少吸烟将降低术后并发症的发生率[3, 4]。

J. A. Perez-Gurri (✉)
Florida International University, Herbert Wertheim College of Medicine, Miami, FL, USA
e-mail: jjogra@aol.com

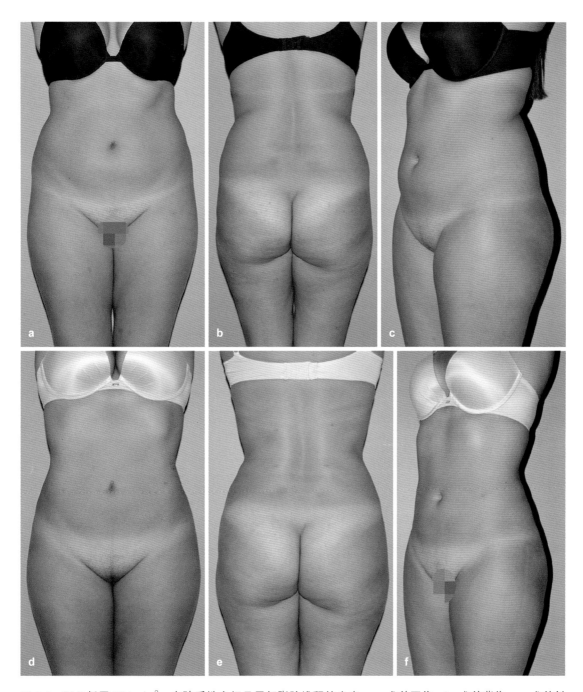

图 3.1　BMI 低于 30 kg/m^2、皮肤质地良好且局部脂肪堆积的患者。a. 术前正位；b. 术前背位；c. 术前斜位；d. 术后正位；e. 术后背位；f. 术后斜位。

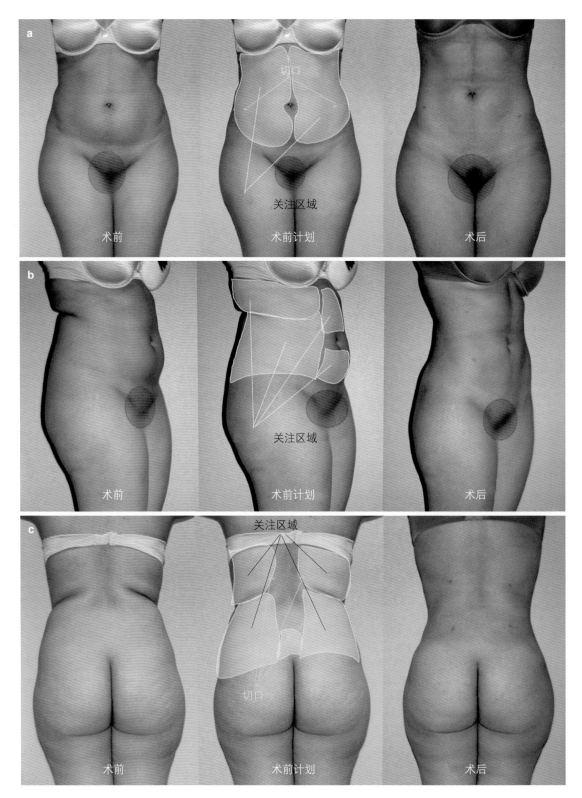

图 3.2　TouchMD 是一款视觉咨询、营销与成像软件，可利用触摸屏技术提升患者体验。a. 正位；b. 斜位；c. 背位。

患者咨询

第一印象并不可靠。花些时间与患者交谈、倾听是关键。这种初步评估具有重要价值，使外科医生能够确定患者美容手术的心理和情感适宜性。与所有择期美容手术一样，患者做出的决定会影响他们的情绪、心理和经济情况，应该给他们足够的时间来表达他们的担忧和目标。他们的情绪状态如何？目标是什么？他们带来"心愿照片"了吗？他们的风度举止如何？他们研究过手术吗？他们调查过外科医生吗？在当今的全球信息高速公路上，没有什么是勤奋的患者无法发现的。患者的消息灵通对外科医生来说是有利的：让患者说话，不要急于解释手术过程和（或）你的资质证明。

在就患者的目标、喜好善恶等情况的初步沟通完成后，我们得到了完整的病史。美容手术的患者术前很大概率可能曾经接受过其他手术，此前的脂肪抽吸手术肯定会对本次手术产生影响。此后，请患者更衣换上手术服。虽然初始的面诊可以一对一进行，但在查体期间仍然应该有一名与患者同性别的助手在场。取得书面知情同意后，我们将对患者术中所涉及的区域进行数码相片拍摄。理想情况下，应使用触摸屏向患者清楚地解释手术计划，指出切口部位、抽吸有益区域及抽吸无益需避开的区域、浅凹／奶酪样畸形、不对称位置、脊柱畸形（如脊柱侧凸）与粘连区。TouchMD 等软件程序对于我们关注区域的探讨及手术计划的建议非常有帮助（图 3.2）。如果没有触摸屏，我们可以用照片替代，以此向患者指出相同内容。这个过程应以书面图注的形式存储在患者的医疗记录中，无论数字或硬件形式均可。该文件可以有效避免患者术后声称自己"从未被指出过"的情况出现。落地镜评估虽然同样实用，但不能够取代实体照片文件。

评　估

脂肪抽吸术后的最终结果取决于外科医生对患者皮下脂肪层、粘连区、身体位置、皮肤颜色与质量、存在的不对称瘢痕及奶酪样畸形等情况的三维理解能力。皮下脂肪主要位于深层、中间层和浅层脂肪室中。在腹部尤其如此，Scarpa 筋膜被认为是将两者分开的结构。深层脂肪出现于下层肌肉到封套筋膜表面之间，由包含分隔网络的致密大脂肪球组成，而浅层脂肪更致密、更薄，并包含组织化的隔膜网络[8]。这些隔膜或结缔组织带从浅到深，将下方的筋膜附着于肌肉表面。当皮肤表层被这些纤维带所牵拉束缚时，就会形成粘连区。浅层脂肪粘连在下方的筋膜上。如果处理不当，这些区域可能就会产生凹凸不平和形体畸形，从而成为外科医生的噩梦[9]。除了极少数特例外，脂肪的解剖分布均遵循这种模式。

脂肪抽吸最好在深层和中间脂肪层内进行。在这些区域内进行手术容错空间大，允许医生去除局部脂肪后还能保持患者的身体轮廓形态。虽然如此，仍需小心，对于较瘦的患者，很容易不慎将抽吸针管穿入浅层。浅层脂肪可以进行抽吸，但其产生凹凸不平和可能导致组织坏死的发生率均高于深层与中间层区域。

信息高速公路与知情同意

随着互联网和社交媒体的使用，大多数患者都能精确定位他们想做的手术和想找的外科医生。无数网站不仅专门提供有关手术的信息，还包含外科医生的评论[5, 10]。Facebook、Twitter、Snapchat 等社交媒体平台被广泛用于考查潜在的外科医生。当你见到患者之前，他们已经有机会看到你的工作并了解你的教育背景、多年经验、专业投诉与医疗事故诉讼，甚至可能知道你最喜欢的宠物的名字。个人交流有助于确认他们对你是否了解。患者会对即将到来的择期整形手术感到焦虑和恐惧，因此请保持同情与理解之心。

清晰阐明所建议的手术，同时解释与之相关的所有风险和并发症，是外科医生应尽的责任。可以使用书面记录并将其作为电子病历的一部分。美国整形美容外科医师学会（ASAPS）提供了相关信息及可供患者签署的手术知情同意书（图 3.3）。这些可以作为模板进行修改，进一步反映医生个人经验与患者的独特情况。在患者签字之前，办公室助理应向患者大声朗读并确认他们已经理解。如果文件包含多页，我们建议先在每一页上草签，然后在最后一页上正式签名。一份全面、清晰与简洁的手术知情同意书的重要性常常被低估。知情同意书与手术信息表应能够反映外科医生已经与患者讨论过的内容。

数码摄影资料

在进行面诊和外科手术之前都需要患者签署照相同意书（图 3.4）。在初次面诊期间拍摄的照片将帮助患者和外科医生更好地了解最终目标。同意书必须是概括性的，并考虑到所有可预见的情况。同意书应特别授予外科医生、法人实体、助理、摄影师和技术人员在术前、术中及术后拍照的许可（图 3.1）。手术前后照片常用于教育、广告和营销目的，需让患者了解。患者可以选择不为上述目的的拍摄照片，但他们不能拒绝将医学摄影作为其医疗病历的一部分。切勿对拒绝拍照的患者进行手术。

在当今这个数字化时代，照片常被用作营销和外科医生的宣传材料。很多时候，典型的术后照片可能会使用多年。因此，照片的使用同意与发布需要反映这一点，并且不能对其设置时间限制。就像我们保存数字图像一样，同意书和授权书必须数字化并保存在患者的病历档案中。随着我们病历的电子化，这应该不再是一个问题。但如果同意书已在纸上签署并保存到患者的纸质病历中，则必须进行数字化。根据您所在医疗机构的不同，在一定时间后可能就会销毁纸质的医疗记录，以节约办公室的空间。同意书的数字化将防止患者回来并声称她从未同意使用她的照片。绝不可通过姓名来识别患者。当然，越来越多的患者会进行文身，患者应知情同意，如使用她/他的照片，则允许使用其可识别的"标记"。同意书应明确说明这个问题。如患者选择其他方式，则可以编辑同意书以反映患者的意愿。

胶片摄影虽仍在使用，但十分罕见。如今数码摄影已成为标准。整形外科是一门视觉专业，因此，照片文档需要标准化。这些标准早已建立[6]。未来可能会引进新的外科手术，需要额外的视图来准确记录，但基本原则仍然适用。在为整形手术患者拍摄临床照片时，必须考虑多种因素。标准定位和角度是关键。前位图、斜位图、侧位图和后位图是大多数手术的标准图。对于隆鼻患者，面部手术将需要具有"仰头位"的特写镜头。注意焦点、照明和无阴影情况需保持一致。手术前后照片应该可被重叠，唯一的区别是术后的变化。只需要在整形外科网站上浏览一下，我们就能明白外科医生在漠视早已建立标准的情况下拍摄手术前后照片所造成结果的不一致性[7]。

患者姓名：＿＿＿＿＿＿＿＿　　　　　　　　手术日期：＿＿＿＿＿＿＿＿

手术同意书

我特此授权＿＿＿＿＿＿＿＿＿和他选择的助手来执行此手术。

脂肪抽吸术

　　我已被告知针对我病情的其他替代治疗方法，但我已要求执行上述手术。我已被告知，医生未对手术提供任何结果保证，并已知该手术可能导致的并发症。手术的效果和性质，所涉及的风险，以及可能的替代治疗方法，都已向我详细解释过。

　　以下描述的是我即将进行手术所可能出现的并发症。他们中没有一个是常见的，有些非常罕见。但处于概括性需要，我已完全了解手术所涉及的重大风险。

1. 出血：这是大多数外科手术中最常见的并发症，也是我们要求患者在手术前几周内远离所有含阿司匹林产品的原因，在同一时期内需完全避免饮酒，并确保您的血压已调整至正常水平。

   尽管采取了这些预防措施，但出血有时仍会导致血肿或血液聚集，手术后可能需要将其排出。任何渗入组织的出血都会导致变色，从而延长恢复时间。在极少数情况下，可能会导致永久性变色。

2. 伤口愈合不良：吸烟者在伤口愈合方面可能比不吸烟者更困难。不同患者的皮肤之间也存在相当大的差异，这会影响他们的愈合方式，因此无法预测治疗的最终结果。

3. 感染：即使采取了所有预防措施，也可能在任何手术后发生。在大多数类型的手术中，事先给予抗生素并不一定能预防感染。感染和伤口愈合不良（如严重）可能会导致所涉及的组织损伤，因此需要在未来进行手术并支付额外费用。

4. 切口内和周围持续疼痛：有些患者在手术后数月甚至数年会在切口内和周围感到疼痛或麻木，无法预测哪些患者会出现此问题。瘢痕较厚或瘢痕疙瘩愈合的患者更容易出现瘢痕不适感；但即使是瘢痕看似完全愈合的患者，也可能会出现该区域内和（或）周围的麻木或疼痛。

5. 不可预测的结果：任何手术的结果对于任何患者都是不可预测的，因此对于某些患者可能会出现不太令人满意的结果。如：眼睑手术后眼睛干涩、易怒、出现无法解释的疼痛，乳房手术后出现不可预测的变形。在极少数情况下，可能无法获得令人满意的解决方案。为了试图纠正不可预测的结果，可能需要花费额外的手术费用。

6. 补充：与上述手术相关的具体可能出现的不良结果包括但不限于以下情况。

   增生性瘢痕/瘢痕疙瘩、色素过度沉着、组织部分或全部缺损、感觉改变（增强或减弱）、不对称、感染、脂肪坏死、可能增加的奶酪样畸形、皮肤凹凸不平、烧伤

签名：＿＿＿＿＿＿＿＿＿＿

　　上述一些并发症如果严重，可能需要进一步手术以纠正最初手术后出现的并发症。当然这会延长恢复时间，更严重者，可能会导致不良结果，可能会产生额外费用。此外，某些在术前、术中和术后使用的药物，可能会引起过敏反应，从而导致身体伤害甚至死亡。如果您对任何药物过敏或在过去使用任何类型的药物有困难，请务必告诉您的医生。如果您的医疗状况在首次面诊和手术日期之间发生变化，请通知您的外科医生。

　　我接受手术中发生意外时，可能需要额外或计划外的手术。因此，我授权并要求上述医生及其助手和（或）其指定人员，依据其专业判断，采取必要且适宜的措施，给予我最佳的治疗。本款授予的权限亦适用于上述医生对手术前未知情况的补救措施。

　　我同意由外科医生或在其指导下使用麻醉药物，并同意在他认为适合我的情况下使用此类麻醉药物。

　　本同意书是在完全了解其内容的情况下签署的，除非在手术前通过书面通知向授权医生发送撤销通知，否则不可撤销。我知道医学和外科的实践不是一门精确的科学，因此有信誉的从业者无法保证正确的结果。我承认任何人都未对我在此要求和授权的操作做出任何担保或保险。

　　我已彻底阅读本同意书并完全理解其内容。本同意书的内容已由＿＿＿＿＿＿＿及其工作人员向我解释。我没有受到任何可能影响我的判断和决策的物质和（或）环境的影响。

患者：＿＿＿＿＿＿＿＿　　　　　　　　　　日期：＿＿＿＿＿＿＿＿

见证人：＿＿＿＿＿＿＿＿

图 3.3　手术知情同意书。

患者姓名：_____　　　　　　　　　　　　手术日期：_____

照相与相片发布同意书

　　我在此授权并准许　_____　（医生姓名）和 / 或　_____　（企业实体 / 专业协会）及他们可能从事此目的的助理、摄影师、技术人员在术前、术中和术后按照他们的意愿拍摄我的照片。并已理解在此类照片中可以看到文身。

　　此外，我授予　_____　（医生姓名）和 / 或　_____　（企业实体 / 专业协会）、雇员、代理人、被许可人、继任者和受让人绝对和无条件使用或重复使用、发布、播放和拷贝我的所有照片，包括全部照片或照片中的一部分，且不受时间限制。通过任何媒体用于艺术、医学教育、专业期刊、医学书籍、医学会议、广告、营销或其他目的，通过所有已知或以后创建的媒体，包括互联网在内，使其在世界范围内被永久使用。

　　进一步授权允许修改或重新处理上述照片，以及将我的病历相关信息单独或与照片共同刊载出版。

　　虽然我允许发布与本人病历有关的照片，但需特别注意的是，不能泄露我的姓名。

患者：_____　　　　　　　　　　　　日期：_____

见证人：_____

图 3.4　照相同意书。

　　需要注意，所使用的相机类型（单反与非单反）、照明设置、快门速度、光圈、闪光补偿、频闪（Slave 模式或无）、摄影背景颜色和焦距范围。患者应避免化妆和佩戴首饰。但如果患者术前照片中有化妆品和首饰，则术后照片也应如此。最终目标应始终是统一、稳定的拍摄效果。

　　诊所内设立单独的摄影工作室是理想的选择，然而却不现实。大多数外科医生没有物理空间来容纳单独的指定摄影区域。因此，为达到目的，合理使用诊室是个聪明的选择。您需要确保有足够的焦距，以便将 50 mm 镜头用于面部、105 mm 镜头用于身体摄影。正确使用背景颜色至关重要。中等深浅的蓝色背景最能突出肤色，而其他颜色会湮灭主体。虽然在黑色背景下拍摄会减少任何阴影，但它会吸收颜色，主体可能会显得过于苍白。

　　我们建议选择特定的一面墙，并将其涂上天蓝色或有一个可从天花板上拉下来的蓝色屏幕（图 3.5）。在建造办公室时，诊室应该是矩形的，这样才能最大限度地扩大焦距。

手术设施与患者安全

　　大多数脂肪抽吸手术可以在日间手术中心（ambulatory surgical center, ASC）或门诊手术机构（office-based surgical facility, OBSF）内进行。接受大容量脂肪抽吸手术的患者应入院进行密切的体液监测。随着当今医疗成本不断上涨，在 ASC 进行美容手术对患者来说可能变得非常昂贵。OBSF 为患者提供了一个具有成本效益和安全的环境。最近的一项前瞻性研究对 129 007 名患者在医院（26.7%）、ASC（31.8%）和 OBSF（15.9%）进行了总共 183 914 次美容手术，结果显示并发症发生率分别为 1.3%、1.9% 和 2.4%[11]。

　　强烈建议通过以下机构之一的认证，即医疗机构认证联合委员会（the Joint Commission on Accreditation of Healthcare Organizations, JCAHO）、门诊医疗认证协会（the Accreditation Association for Ambulatory Health Care, AAAHC）或美国门诊手术设施认证协会（the American

图 3.5 诊室内的摄影背景。

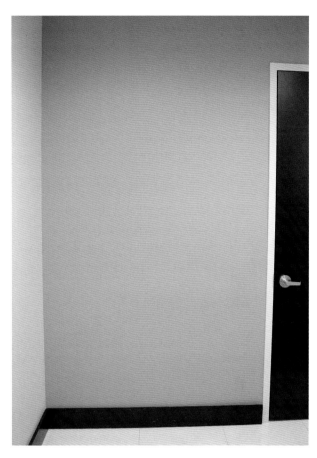

Association for Accreditation of Ambulatory Surgery Facilities, AAAASF）。这些机构设定了非常高的标准，以最大限度地确保患者安全。随着向门诊手术机构的转变，认证机构已将其纳入医院标准。每隔一定时间对机构进行检查，以确保其合规性。除认证外，强烈建议保留一家风险管理公司。风险经理的目标是确保其合规性并向监督这些类型机构的认证组织和州委员会提交报告。

各个州对门诊手术机构要求可能有所不同。因此在建造、购买或租用空间之前，应进行彻底的搜索查询。最佳门诊手术指南由美国外科医师学会制定[12]。门诊手术设施分为 A 级、B 级和 C 级（图 3.6）。C 级设施可以进行全身麻醉，因而可以进行更多种类的美容外科手术。

必须让患者尽可能感觉舒适。永远不要低估患者手术当天的焦虑程度。恢复室（图 3.7）可用于患者的术前准备和术后恢复。恢复室应有私密性，且有足够空间让家人或朋友陪伴患

A 级设施：允许在局部或区域麻醉下进行小型外科手术，无需术前镇静。不包括静脉内、脊髓和硬膜外途径；这些方法同样适用于 B 级和 C 级设施。
B 级设施：允许在口服、肠外、静脉镇静、镇痛或解离药物作用下进行小型或大型外科手术。
C 级设施：为需要全身或局部阻滞麻醉和重要身体功能支持的大型外科手术提供服务。

图 3.6 手术设施的等级是根据其提供的监护水平来定义的。

者，直到准备好去手术室或术后出院。它应配备心脏 / 血压 / 呼吸监测器、脉搏血氧仪、吸引装置和氧气源（图 3.8）。

手术室应宽敞并符合认证机构的空间要求（图 3.9）。在大多数情况下，JCAHO、AAAASF 和 AAAHC 的要求远超过个别州的要求。序贯压缩泵（sequential compression devices, SCD）的应用是必须的。肿胀液需温热（UAL 除外）。建议使用温毯 / 液体加热器，此时患者可以随时保持温暖，也可以通过强制暖风或其他设备来实现（图 3.10）。尽管强制环境暖风装置是否与术后感染的发生率略高相关还存在争议，但它们在整个病例治疗过程中维持常温的优点，对于患者在麻醉后监护室（the postanesthesia care unit, PACU）的恢复是极其有益和必不可少的[13, 14]。

综上，理想的患者应该是健康、BMI 低于 30 kg/m²、皮肤弹性良好、没有或少有奶酪样畸形或不对称。她 / 他需要有切合实际的期望。外科医生应该花时间倾听患者的意见，并以书面形式记录和拍摄相关区域。患者安全是首要关注的问题。大容量脂肪抽吸手术应在医院进行，而其他大多数可在门诊进行。ASC 或 OBSF 应获得 AAAASF、AAAHC 或 JCAHO 的认证。

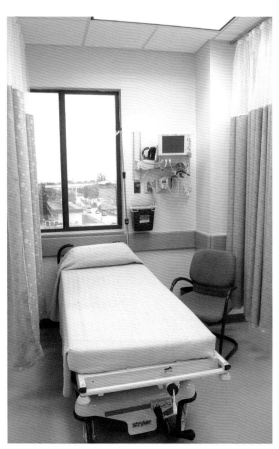

图 3.7　PACU 隔间（恢复室）。

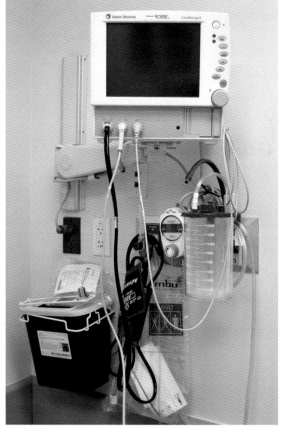

图 3.8　基本的 PACU 监测设备，包括血压、心脏搏动和呼吸频率及心电监护。吸氧和供氧至关重要。

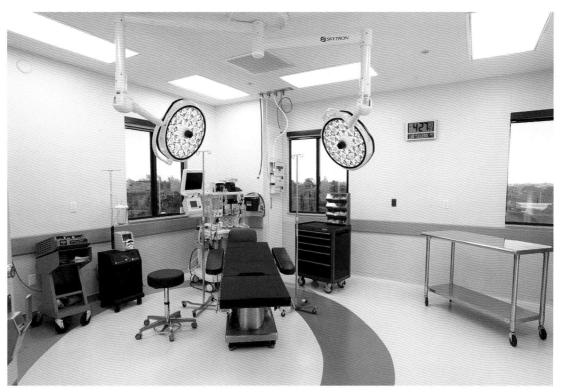

图 3.9 AAAASF 认证通过的设施与
手术室。

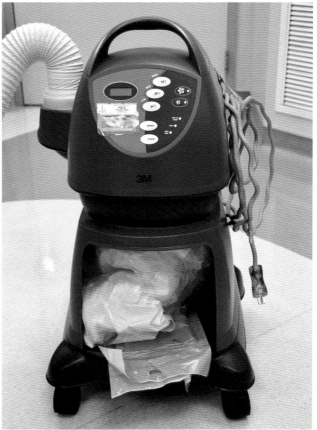

图 3.10 强制暖风装置。

参考文献

[1] Glaser DA, et al. Body dysmorphic D and the liposuction patient. Dermatol Surg. 2005; 31: 559.

[2] Winocour J, Gupta V, Kaoutzanis C, et al. Venous thromboembolism in the cosmetic patient: analysis of 129, 007 patients. Aesthet Surg J. 2017; 37(3): 337–49.

[3] Rinker B. The evils of nicotine: an evidence-based guide to smoking and plastic surgery. Ann Plast Surg. 2013; 70: 599–605.

[4] Dronge AS, Perkal MF, Kancir S, Concato J, Aslan M, Rosenthal RA. Long-term glycemic control and postoperative infectious complications. Arch Surg. 2006; 141(4): 375–80.

[5] Gould J, Leland HA, Ho A, Patel PM. Emerging trends in social media and plastic surgery. Ann Transl Med. 2016; 4(23): 455.

[6] Zarem A. Standards of photography. Plast Reconstr Surg. 1984; 74: 137–44.

[7] Riml S, Piontke A, Agnieska T, et al. Wisespread disregard of photographic documentation standards in plastic surgery: a brief survey. Plast Reconstr Surg. 2010; 126: 274e–6e.

[8] Markman B, Barton FE Jr. Anatomy of the subcutaneous tissue of the trunk and lower Extremety. Plast Reconstr Surg. 1987; 80: 248.

[9] Rohrich RJ, Smith PD, Marcantonio DR, Kenkel JM. The zones of adherence: role in preventing contour deformities in liposuction. Plast Reconstr Surg. 2001; 107: 1562.

[10] Hoppe IC, Ahuja NK, Ingargiola MJ, Granick MS. A survey of patient comprehension of readily accessible online educational material regarding plastic surgery procedures. Aesthet Surg J. 2013 March; 33: 436–43.

[11] Gupta V, Parikh R, Nguyen L, Afshari A, Shack RB, Grotting JC, Higdon KK. Is office based surgery safe? Comparing outcomes of 183, 914 aesthetic surgical procedures across different types of accredited facilities. Aesthet Surg J. 2017; 2: 226–35.

[12] The guidelines for optimal based office surgery was developed by the American College of Surgeons. 2nd ed. https: // web4.facs.org/ebusiness/ProductCatalog/product.aspx?ID=126.

[13] Kellam MD, Dieckmann LS, Austin PN. Forced-air warming devices and the risk of surgical site infections J. AORN. 2013 Oct; 98(4): 354–66.

[14] Forced Air Thermal Regulating Systems: Healthcare Provider Letter – Information About Use US Food and Drug Administration, August 30, 2017.

第四章

麻醉与湿性肿胀技术

Anesthesia and Wetting Solutions

Onelio Garcia Jr. | 刘 浩 译

脂肪抽吸术在大约 30 多年前传入美国，自那时起就成了全美最多见的整形外科手术之一。据美国整形美容外科医师学会（ASAPS）统计，脂肪抽吸术的手术例数常排在所有整形外科手术中的第一、二位。ASAPS 估计，在美国超过 90% 的整形外科医师会为患者施行脂肪抽吸术，而仅在 2017 年就超过 280 000 例[1]。

在脂肪抽吸术盛行的早期，其理想适应证为年轻、健康、接近于理想体重且皮肤弹力良好、局部脂肪堆积的患者。虽然理想适应证的标准未变，但超声辅助脂肪抽吸术拓宽了整形外科医生对患者的选择标准。当脂肪抽吸的患者年龄偏大或体重超标时，术前评估与麻醉选择显得更加重要了。

术前考虑

一如既往，详细的病史问询和体格检查在全麻手术患者的术前评估中格外重要。年轻、健康、没有既往病史并且无药物应用的患者通常为低风险麻醉对象，这样的患者只需要包括血常规、尿常规在内的常规实验室检查，如果是女性患者，则附加一项妊娠试验。而 45 岁以上的患者需要进行包括心电图在内的完整术前检查。若患者既往有吸烟、哮喘或其他呼吸系统疾病，还需要术前较短时间内的胸部 X 线检查结果。鉴于目前慢性疾病（如高血压或糖尿病等）已经可以用药物良好控制，所以这些慢性疾病并非脂肪抽吸术的禁忌证。当脂肪抽吸术患者在接受大容量脂肪抽吸（＞ 5 L）时，可能会出现有效血容量大幅度改变，因此，这类患者最好在术前检查中包括代谢指标检测。

我们推荐的术前方案包括了静脉预防性应用抗生素，对于不过敏的患者，我们优先使用头孢菌素类。在术前等待区，我们会静脉给予患者 2 mg 咪达唑仑。

有些作者（大多在皮肤科相关文献中）报道了局部麻醉在脂肪抽吸术中的应用[2-4]，他们表示这种方法可以增加脂肪的抽吸效率，且并发症发生率较低。但我们需要知道，鉴于美国大多数的皮肤科医生没有必需的医院手术资格，无法将患者收入病房进行脂肪抽吸术，当局部肿胀麻醉（tumescent local anesthesia, TLA）被提出来时，它的目的就是找到一种可以在

O. Garcia Jr. (✉)
Division of Plastic Surgery, University of Miami, Miller School of Medicine, Miami, FL, USA

门诊为患者施行脂肪抽吸术的方法[5]。

基于我 34 年的脂肪抽吸手术经验，我认为，对于绝大多数患者，全麻仍是最好的麻醉方法。我的大多数脂肪抽吸患者做的都是中到大容量的环周脂肪抽吸术。在这些手术中，患者多取侧卧位和（或）俯卧位，在这些体位时，对于气管插管的良好控制就显得尤为重要。在最近这些年里，全麻手术是非常安全的，在漫长和抽吸部位较多的躯体塑形手术中，可提高患者的舒适度。

我们的麻醉科医师使用异丙酚和芬太尼联合进行静脉麻醉诱导，而最常用的麻醉剂是七氟烷。据报道称，有 1/3 仅接受脂肪抽吸术或同时接受开放手术的患者在术后出现了恶心和呕吐的症状[6]。这个数字介于所有接受全麻外科手术的患者术后出现恶心和呕吐的概率范围的 25%～43%，因此，在手术结束前 30 分钟需静脉给予昂丹司琼（枢复宁）4～8 mg。

全身麻醉会干扰患者的体温调节系统，在有空调的手术室中诱导麻醉可能导致患者的体温下降近 2℃。全身麻醉导致的血管舒张作用可以使患者身体的热量从核心传导至外周，最终导致热量流失的增加。由于麻醉、湿性浸润及体表大面积暴露等多种因素，进行脂肪抽吸术的患者在术中常常会出现 33～36℃ 的低体温症。目前的观点一般认为，在术前诱导麻醉过程中为患者进行保温可以减少术中失温。在施行手术前后及术中，我们使用患者升温系统（Bair Hugger, Arizant Inc., Eden Prairie, MN）为患者进行保温。另外，静脉使用的药物也被预加温过，但我仍然建议湿性肿胀液体不要加温。大量加温过的肿胀液会渗入皮下间隙并促使血管舒张，而肿胀液中的利多卡因也会很快被舒张后的血管所吸收。另外，肿胀液会被超声具有的能量加热，所以，我认为肿胀液的预热不可取。

术中体位调整

除了仰卧位以外，脂肪抽吸患者常采用俯卧位和侧卧位等手术体位，适当的体位摆放和使用体位垫通常可以避免周围神经体位性损伤和压力性损伤。

患者俯卧位时应额外保护面部。通过使用特制的俯卧位泡沫枕（Mizuho OSI, Union City, CA）可以达到使患者的脊柱及头部保持中立位置的效果。在患者的髂前上棘下方放置泡沫体位垫，且在患者身体下方（腋窝至骨盆区域）放置两个纵向长轴靠垫。患者的膝盖维持轻微弯曲状，脚踝以泡沫垫包裹保护。将患者手臂固定于托手板上，肘部以泡沫护垫支撑（图 4.1a、b）。术中应减缓患者体重对乳房的压迫，可以有效防止术后乳房压痛。术中应避免手臂过度外展，因其可能会对肩关节带来压力，从而导致臂丛损伤。而患者在长时间手术时维持同一体位过久与其骨骼凸起部位的皮肤损伤密切相关。在这些部位，使用充气、充水或凝胶材质的护垫可以有效减小某一点的压力负载，保护组织。

脂肪环周抽吸常采用侧卧位，患者被放置于特制的侧卧位手术定位器（Bean Bag Surgical Positioner）上，在腋窝与手臂之间及双侧膝盖之间放置软垫，并且使用泡沫麻醉枕将头部固定，脚踝使用泡沫垫保护（图 4.2a、b）。

由于患者是在平卧位时接受麻醉初始诱导与气管插管的，所以脂肪环周抽吸术都是在麻醉插管后在手术台上将患者翻转至所需体位。患者在翻转时一直维持于麻醉状态，这也就对麻醉科医师提出了要求，即稳定患者头部的位置，且保护气管插管，避免气管插管脱出。根

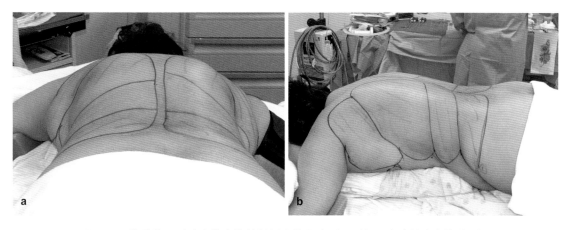

图 4.1 俯卧位。手臂在带靠垫的托板上伸展（a），肘部用泡沫护垫支撑（b）。

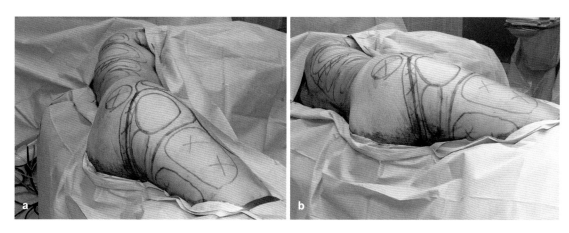

图 4.2 患者取侧卧位。头部以特制的泡沫板固定，脚踝部以泡沫垫保护（a、b）。

据我们的经验，大多数患者的翻转操作除了麻醉科医生以外还需要三位助手。患者两侧各站一位助手，另外一名助手位于患者的脚侧，负责在翻转过程中维持导尿管的位置。毋庸置疑的是，这一系列操作都应该尽量缓慢进行，以防止患者的血流动力学状态变化过快，从而导致低血压现象的发生。

液体管理

在过去的 20 年里，我们对脂肪抽吸过程中体内超声对于脂肪组织影响的理解越来越深刻。新一代的脂肪抽吸设备，例如 VASER（Solta Medical, Bothell, WA），相对于早期的超声脂肪抽吸设备而言，对组织带来的超声能量有显著降低；然而，它们在湿润环境下的脂肪抽吸效率更高。VASER 辅助脂肪抽吸设备（VAL）需要较大容量的肿胀液浸润于组织中，所以，这也与较多的肿胀液在压力下通过切口流出有关。最初提出的观点是湿性肿胀液仅有30% 在脂肪抽吸过程中被抽出，其余 70% 会残留在皮下组织中，最终被组织吸收。通过我对大量 VAL 手术的观察，几乎 1/3 的肿胀液会在术中和术后早期通过手术切口流出，这也就意味着只有大概 1/3 的肿胀液最终会被组织吸收。我的大多数脂肪环周抽吸术患者进行的都是中到大容量脂肪抽吸，我们倾向于在术中为其导尿以监测其术中尿量。目前看来，在 VASER 辅助脂肪抽吸术中会有更多的湿性肿胀液浸润到组织中，这也就是为什么我们建议静脉输液从 2 mL/（kg·h）开始。通过调整静脉输液的速度，我们将患者的尿量维持于接近 1 mL/（kg·h）。这种液体替代方案避免了液体过载或血容量过少情况的发生，并在成百上千例接受大面积脂肪抽吸的患者中得以验证。作者认为，在大容量脂肪抽吸手术中，进行湿性肿胀液注射必须要格外注意患者发生液体过载现象。Gilliland 和 Coate[7] 曾经就脂肪抽吸合并肺水肿这一现象进行过报道。虽然早期学者们推测是大容量的肿胀液渗透从而导致了肺水肿的发生，但 Pitman[8] 在他的论文讨论中讲到，这一并发症的发生是归结于术中通过非肠道的方式进行的过量补液。通常来说，因为液体往往可以在 15 分钟内就从血管内渗透至血管外组织，健康的个体可以耐受较大量的静脉补液（最高可达 2 000 mL/h）。然而，当组织内浸润有大容量的液体时，皮下的静水压会阻碍血管内的液体扩散至血管外组织。另一个非常好的液体管理方案是在手术期间以非常低的速率进行静脉补液，根据患者的生命体征和理想的尿量调整补液速度。

湿性肿胀技术

法国外科医生 Illouz 和 Fournier 被公认为是首先在脂肪抽吸手术中使用湿性肿胀方案的医生[9]。在 20 世纪 70 年代后期，他们尝试在脂肪抽吸时向脂肪内注入少量生理盐水（少于 300 mL），并报道了其方法可以明显减少出血。1985 年，来自加利福尼亚州的皮肤科医生 Jeffrey Klein 开始使用局部肿胀麻醉药配方进行脂肪抽吸手术，在他的首个案例中，Klein 使用了不超过 35 mg/kg 的利多卡因作为麻醉药配方。在那之后，其他的学者发表了高剂量的利多卡因麻醉药配方，其中利多卡因的使用量超过了 50 mg/kg[10]。然而在使用过程中，纵使低于最大剂量的利多卡因也可能会带来毒性效果[11]。诸如吸烟、口服避孕药、超重、肾功能不全、肝功能不全及心脏疾病等因素都可能会影响利多卡因与蛋白质的结合。某些诸如三环类抗抑郁药、治疗厌食症的药、β 受体阻滞剂及 H_2 受体阻滞剂等也会影响利多卡因与蛋白质的结合过程。而服用细胞色素 p450 抑制剂可能会使利多卡因在安全剂量内导致中毒发生[12]。利多卡因的吸收率变化非常大，所以仅用最大剂量来衡量是否会发生利多卡因中毒并不可靠，但利多卡因在血浆内的浓度峰值水平却可良好地反映其中毒的潜在可能性。对于采用湿性肿胀麻醉大面积脂肪抽吸的门诊患者而言，最大的风险在于利多卡因血浆浓度峰值往往在术后 10～12 小时，但此时他们已经离开手术场所数小时了[13, 14]。

由于我的大多数患者进行的是中到大容量脂肪环周抽吸，因此我比较倾向于全身麻醉。这不仅可以增加患者的舒适性，还为患者在俯卧位和侧卧位创造了更加安全、畅通的气道条件。在这些病例中，我采用的湿性肿胀液是 1 mL 1 : 1 000 肾上腺素 +1 L 室温乳酸林格液。全麻病例，我不会在肿胀液中添加利多卡因，因为它与患者术后镇痛无关[15]。少量的小容量脂肪抽吸病例采用局部麻醉，每升标准肿胀液中添加 30 mL 1% 的利多卡因。纵使许多局麻下脂肪抽吸术的拥趸者持有异议，但我坚信利多卡因在肿胀液中的总剂量不应超过 35 mg/kg。利多卡因的血浆峰值达 3 μg/mL 即属于中毒剂量。大多数脂肪环周抽吸采用全麻，患者肿胀液配方中不添加利多卡因。小容量脂肪抽吸采用局部麻醉，并不需要大容量的肿胀液，所以对于择期美容手术的患者而言，没有必要拓展利多卡因的安全剂量上限[16]。

在脂肪抽吸术使用的肿胀液中，肾上腺素为重要成分。其对血管的收缩作用可以显著减少脂肪抽吸过程中的出血量，但它的常见中毒反应包括血压上升、心动过速和心律失常。一些学者提倡肾上腺素的总剂量应控制在 10 mg 以下[17]。得克萨斯州西南大学报道了在某些案例中使用 12 mg 肾上腺素并未见到明显并发症。我个人在施行大面积脂肪抽吸手术过程中间断应用了最高 14 mg 肾上腺素，并未见到明显与药物过量有关的中毒症状。不言而喻的是使用了肾上腺素的患者都应该在术中进行生命体征监测。还需要强调的一点是，湿性肿胀液在输注时应该维持于常温。加热后的肿胀液会诱发组织血管舒张并加速利多卡因成分的早期吸收。如果担心患者失温，可以将静脉输注的液体预加温并使用空气加温器为患者进行保温。常用的肿胀液配方见表 4.1。

表 4.1　脂肪抽吸术常用的肿胀液配方

Garcia 配方	Fodor 配方
乳酸林格液，1 L（室温 21℃） 1∶1 000 肾上腺素，1 mL 对于局麻患者： 额外加入 1% 利多卡因，30 mL 利多卡因总量应低于 35 mg/kg 大容量（＞4 000 mL）	乳酸林格液，1 L 小容量（＜2 000 mL） 1∶500 利多卡因，1 mL 中等容量（2 000～4 000 mL） 1∶1 000 肾上腺素，1 mL 1∶1 500 肾上腺素，1 mL
Klein 配方	Hunstad 配方
生理盐水，1 L 1% 利多卡因，50 mL 1∶1 000 肾上腺素，1 mL 1% 利多卡因，50 mL 8.4% 碳酸氢钠，12.5 mL	乳酸林格液，1 L（38～40℃） 1∶1 000 肾上腺素，1 mL
Hamburg 配方	得克萨斯州西南大学配方
生理盐水，1 L 2% 利多卡因，10 mL 2% 丙胺卡因，10 mL 8.4% 碳酸氢钠，6 mL 1∶1 000 肾上腺素，0.7 mL（＞5 000 mL） 1% 利多卡因，15 mL	乳酸林格液，1 L（室温 21℃） 1∶1 000 利多卡因，1 mL

注：所有配方均为室温，仅除外 Hunstad 配方，该配方需加温溶液。得克萨斯州西南大学公式将室温具体定义为 21℃（70℉）。在作者的公式（Garcia 公式）中，我特别提到了室温，以强调超声辅助脂肪抽吸患者采用室温肿胀液体的重要性。

在为患者进行形体塑形手术时，肺栓塞是临床医生始终应该注意的并发症之一。虽然脂肪抽吸的患者大多数都比较年轻、健康，但诸如深静脉血栓（deep vein thrombosis, DVT）和肺血栓（pulmonary emboli, PE）的危险因素都应该被仔细检查。超重、口服避孕药、年龄大于 40 岁、手术时间超过 30 分钟、有恶性肿瘤病史、既往有 DVT 或 PE 病史都是肺栓塞发生的危险因素。深静脉血栓通常表现为小腿区域的触痛，活动后加重，可以有压痛症状，且可能存在周围皮肤温度升高表现。在足部做背屈动作可能出现疼痛或阻力增加（Homan 征）。肺栓塞则通常表现为呼吸急促、呼吸困难、突发胸膜刺激性疼痛及突发惊厥等，也可以诱发肺心病和突发性低血压症状。早期诊断是成功治疗的关键，因此如果患者术后一旦出现上述症状应该立即对其进行监测和治疗。虽然目前通过肺部通气-灌注扫描检查可以确诊肺栓塞，但也应该考虑在确诊前预防性静脉注射肝素。Teimurian 和 Rogers [18] 曾报道了在 75 000 例脂肪抽吸术后患者中 DVT 的发病率约为 33/100 000，而肺栓塞的发病率约为 12/100 000。在另外一项关于美国整形美容外科医师学会成员的调查中，Grazer 和 de Jong [19] 报道了脂肪抽吸患者的死亡率为 19/100 000，而其中大约 25% 的患者死因是肺栓塞。我的经验与得克萨斯州西南大学的研究结果类似，即在脂肪抽吸术后为患者正确地间歇性使用气动按摩靴并鼓励患者早期下地活动，可以使脂肪抽吸术后的 DVT 相关并发症发生率接近于零。在常规脂肪抽吸手术后，大多数外科医生因为防止出血与淤青而不会常规应用药物来预防 DVT 的发生；但对于接受脂肪抽吸术合并较大开放性手术的患者，外科医生应考虑为患者预防性应用低分子肝素（low molecular weight heparin, LMWH）。

结 论

脂肪抽吸手术，尤其是大容量脂肪抽吸手术对麻醉科医生提出了多重挑战。由于利多卡因和肾上腺素的作用，患者存在潜在的低血压、失温、液体过载及药物中毒等风险。手术台上患者体位改变也可能会导致术后出现压力性损伤。尤其需要关注的是，利多卡因在患者血浆中的浓度可以在术后 10～12 小时达到峰值，所以门诊脂肪抽吸手术患者的中毒反应可能在院内的几个小时中并不能显示出来。出于这些原因的考虑，对于应用了大量湿性肿胀液的大容量脂肪抽吸患者，我们需要有经验的麻醉科医生。在手术过程中，应严格遵照补液指南并密切注意患者的体位，适当减轻患者受压部位的压力。而另外需要注意的一点是，不要超量使用利多卡因和肾上腺素。以上几点可以有效帮助医生避免患者在脂肪抽吸术中及术后出现严重并发症。

参考文献

[1] The American Society for Aesthetic Plastic Surgery. Cosmetic Surgery National Data Bank, Procedural Statistics; 2018.

[2] Klein JA. The tumescent technique for liposuction surgery. Am J Cosmet Surg. 1987; 4: 263-7.

[3] Lillis PJ. Liposuction surgery under local anesthesia: limited blood loss and minimal lidocaine absorption. Dermatol Surg Oncol. 1988; 80: 1145.

[4] Klein JA. The tumescent technique for local anesthesia improves safety in large-volume liposuction. Plast Reconstr Surg. 1993; 92: 1085.

[5] Sattler G. Tumescent local anesthesia for liposuction. In: Rubin JP, Jewell ML, Richter DF, et al., editors. Body contouring and liposuction. Philadelphia: Saunders; 2013. p. 497-502.

[6] Trott SA, Stool LA, Klein KW. Anesthetic considerations. In: Rohrich RJ, Beran SJ, Kenkel JM, editors. Ultrasound-assisted liposuction. St. Louis: Quality Medical Publishing; 1998. p. 69-84.

[7] Gilliland MD, Coates N. Tumescent liposuction complicated by pulmonary edema. Plast Reconstr Surg. 1997; 99(1):

215−9.

[8] Pitman GH. Discussion: tumescent liposuction complicated by pulmonary edema. Plast Reconstr Surg. 1997; 100(5): 1363−4.

[9] Illouz YG. Body contouring by lipolysis; a 5 year experience with over 3, 000 cases. Plast Reconstr Surg. 1983; 72: 591−7.

[10] de Jong R. Titanic tumescent anesthesia. Dermatol Surg. 1998; 24: 689−92.

[11] Shiffman MA. Medications potentially causing lidocaine toxicity. Am J Cosmet Surg. 1998; 15(3): 227−8.

[12] Shiffman MA. Prevention and treatment of liposuction complications. In: Shiffman MA, Di Giuseppi A, editors. Body contouring: art, science and clinical practice. Berlin: Springer; 2010. p. 553−63.

[13] Fodor P. Lidocaine toxicity issues in lipoplasty. Aesth Surg J. 2000; 20(1): 56−8.

[14] Samdal F, Amland PF, Bugge JF. Plasma lidocaine levels during suction assisted lipectomy using large doses of dilute lidocaine and epinephrine. Plast Reconstr Surg. 1994; 93(6): 1217−23.

[15] Danilla S, Fontbona M, de Velez VD. Analgesic efficacy of lidocaine for suction assisted lipectomy with tumescent technique under general anesthesia: a randomized double masked controlled trial. Plast Reconstr Surg. 2003; 132(2): 327−32.

[16] Garcia O. Ultrasonic liposuction. In: Rubin JP, Jewell ML, Richter DF, et al., editors. Body contouring and liposuction. Philadelphia: Saunders; 2013. p. 543−58.

[17] Burk RW, Guzman-Stein G, Vasconez LO. Lidocaine and epinephrine levels in tumescent technique. Plast Reconstr Surg. 1996; 97: 1379.

[18] Teimourian B, Rogers WB. A national survey of complications associated with suction lipectomy: a comparative study. Plast Reconstr Surg. 1989; 84: 628.

[19] Grazer FM, de Jong RH. Fatal outcomes from liposuction: census survey of cosmetic surgeons. Plast Reconstr Surg. 2000; 105(1): 436−46.

第二篇

临床应用
Clinical Applications

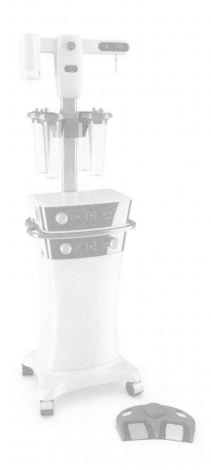

第五章

面颈部轮廓塑形

Neck and Facial Contouring

Onelio Garcia Jr. | 杜奉舟 译

术前考虑

要达到良好的颈部轮廓塑形效果，患者选择非常重要。脂肪抽吸一定要避免术后患者皮肤松弛，在颈部等外露区域尤为重要。术前必须要对患者的皮肤弹性进行精确评估，尤其是对老年患者或那些颏下脂肪大量堆积的患者。在部分颏下脂肪堆积严重的患者中，若颈部脂肪抽吸使其颈阔肌条索显露明显，则需二期进行开放手术修整。虽然这类手术的并发症很罕见，但颈部超声脂肪抽吸的手术知情同意书中应包括可能出现的术后轮廓畸形、不对称、持续肿胀、颈阔肌条索外显、热损伤、皮肤颜色改变、颈部皮肤麻木及血管损伤。

和其他脂肪抽吸术一样，患者需要在术前停用影响凝血功能的药物（包括含有阿司匹林或非甾体抗炎药的非处方药）。所有合并症，比如高血压或糖尿病，均需在术前进行控制，对 50 岁以上的患者还应进行全面的术前检查。

术前评估应包括术区瘢痕情况、既往颈部或面部手术史、颈阔肌条索显露程度、颏下脂肪堆积情况（颈阔肌前还是颈阔肌下）、甲状腺是否增大、腮腺是否增大或有肿物、颌骨评估、下颌下腺增大情况，以及是否有任何颈部活动受限。特别需要评估的是，在不破坏皮肤质地的条件下，颈部皮肤弹性能耐受的脂肪抽吸量。上述术前评估需要医生在脂肪形体塑形手术领域有非常丰富的经验。对于经验匮乏者，最好更保守一些。二次手术去除多余的颏下脂肪是一个相对简单的手术，而要矫正颏下过度脂肪抽吸后松弛的颈部皮肤则需要相对复杂的开放手术，而患者不一定能接受后者。

术前的标准摄影和面部年轻化手术类似。照片需包括完整的面颈部正位，两侧 90° 和 45°（图 5.1a～e）。术前标记常规在患者站立或坐直平视下进行。在术前画线时，查看并标记颈静脉的位置是有用的（图 5.2a、b）。

面颈部 VAL 使用的器械非常精细。超声探针和抽吸针管均比躯干脂肪抽吸所用小得多，直径通常为 2.4 mm（图 5.3）。在大范围的颏下脂肪抽吸术中偶尔会使用 3 mm 的针管；面颈部不建议使用大于 3 mm 的抽吸针管。

O. Garcia Jr. (✉)
Division of Plastic Surgery, University of Miami, Miller School of Medicine, Miami, FL, USA

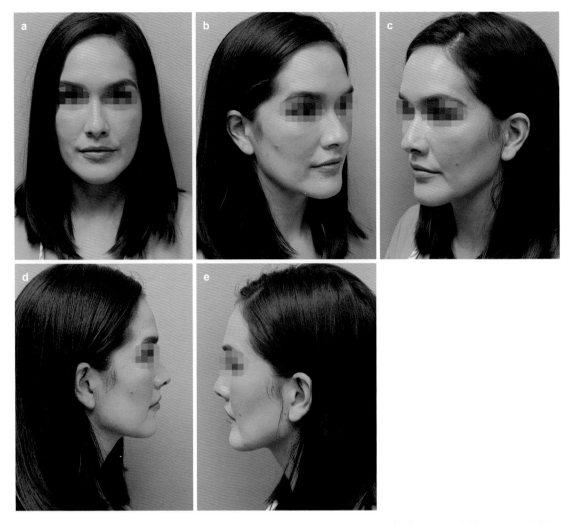

图 5.1　面颈部轮廓塑形的五张标准术前相。a. 全面颈部正位；b. 右前斜位；c. 左前斜位；d. 右侧位；e. 左侧位。

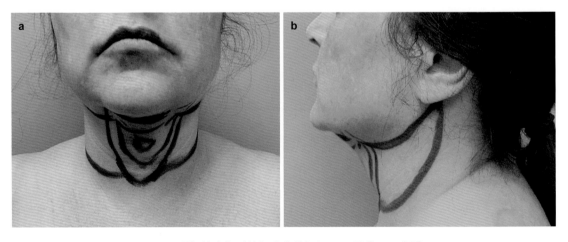

图 5.2　颈部轮廓塑形的标准术前标记。a. 正位；b. 侧位。

手术技术

面颈部抽吸塑形一般选择三切口入路，分别在两侧耳垂后方和颏下皱襞中（图5.4）。这种入路可以避免在超声探针上施加过大的扭转力，也能使超声探针方便地达到整个颈部。为了获得比较好的皮肤回缩效果，必须对下颌缘下方的整个颈部区域进行塑形。全颈部抽吸塑形比局部抽吸更容易获得自然的效果。这一点在较大量的颏下脂肪抽吸中尤为重要[1]。

我在抽吸面颈部脂肪时，改良了常规肿胀液（Garcia 配方）[2]。全麻手术时，肿胀液配方为 2 mL 1∶1 000 肾上腺素 +1 L 乳酸林格液（室温，定为 21℃或 70 ℉）。该肾上腺素浓度是躯体塑形手术时浓度的 2 倍，躯干手术时使用肿胀液容积更大，分布面积更广。在颈部这样的小范围术区仅需要较少的液体就能达到良好的肿胀效果，以作者的经验，使用较高浓度的肾上腺素可产生更好的血管收缩效果，从而减少术后淤青。在静脉麻醉和局麻手术中，再加入 50 mL 1% 的利多卡因。肿胀液注射速度在局麻手术中为 150 mL/min，全麻手术为 200～250 mL/min。面颈部脂肪抽吸可能是少数局部麻醉并非最安全的手术。作者更喜欢在全麻下进行较大量的颏下脂肪抽吸。若行静脉麻醉，颈部注射大量肿胀液后可能导致气道并发症。

通过 VAL 进行颈部和颏下塑形是一种安全有效的方法，美学效果很好。患者满意度高。使用推荐的超声能量设置及超声作用时间间隔，并发症发生率较低[3, 4]。VAL 颈部塑形的

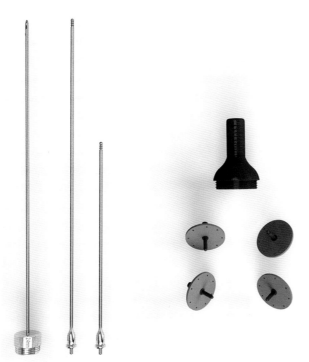

图 5.3　面颈部 VAL 的特殊器械。

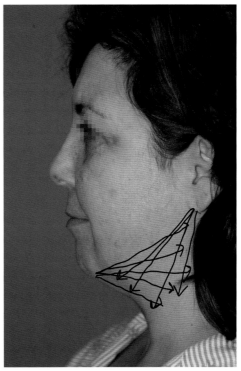

图 5.4　红色为切口标记，黑色的箭头指示了超声探针和金属抽吸针的走行路径。

一个显著优势是术后淤青较少，患者恢复时间短。与传统脂肪抽吸术相比，超声辅助脂肪抽吸出血更少[5, 6]，因此降低了术后淤血的发生。常规颈部塑形手术中，笔者采用 2.4 mm 三环或五环 VASER 超声探针（Solta Medical, Bothell, WA），以 50%～60% 的能量水平，在脉冲（VASER）模式下作用约 3 分钟。脂肪抽吸用 2.4 mm 和 3 mm VentX 吸脂针（Solta Medical, Bothell, WA）。大部分患者行颈部和颏下塑形入路相仿，但根据预计脂肪抽吸量和皮肤质地，治疗面积和超声暴露时间可适当调整。

术后修剪 TopiFoam 敷料，使之恰好与治疗区形态吻合，然后戴上颈颌套（面颈部压力套）（图 5.5）。嘱患者在术后几天内保持抬头，避免高盐饮食，避免剧烈运动。如果能耐受，可在术后几天进行保湿按摩。

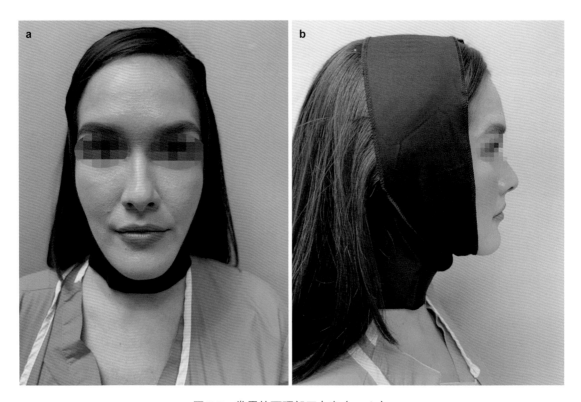

图 5.5　常用的面颈部压力套（a、b）。

手术效果

一名 35 岁女性来诊，要求改善其颈部轮廓。她体重正常，否认有过明显的减肥史。查体显示她有轻度的颏下脂肪堆积，皮肤质地较好。我们推荐其进行颏下延伸至侧颈部的 VAL 治疗。更大范围的 VASER 治疗和浅层脂肪抽吸有助于皮肤回缩。该患者进行了门诊手术，手术在静脉镇静和局部麻醉下进行。使用了双侧耳后及颏下的三切口。对于局麻手术，笔者的肿胀液配方是 1 L 室温乳酸林格液中加入 1 mL 肾上腺素（1∶1 000）和 50 mL 1% 的利多卡因，注射速度是 200 mL/min。整个颈部共注射 200 mL 液体。使用一个 2.4 mm 三环的 VASER 超声探针，以 60% 的能量水平，在脉冲模式下作用 1 分 30 秒。脂肪抽吸采用 3 mm 的 VentX 吸脂针。大部分治疗在颏下区域进行，并向两侧颈部稍作延伸。总计脂肪抽吸量为 60 mL。脂肪抽吸切口用 4-0 可吸收单股缝线埋没缝合。术后覆盖塑形过的 TopiFoam 敷料，外加颈颌套。术后 4 个月的效果如图 5.6a～d 所示。

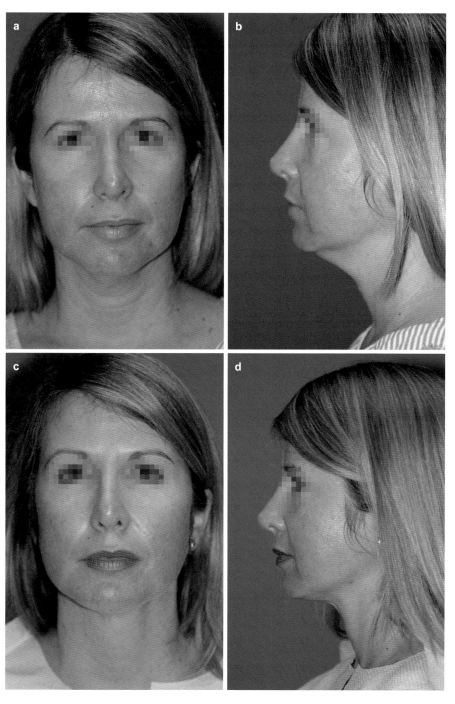

图 5.6　一名 35 岁女性，轻度颏下脂肪堆积，采用 VASER 辅助的颏下及颈部脂肪抽吸术治疗。术前相（a、b），术后 4 个月（c、d）。

　　一名 38 岁女性来诊，要求改善其颈部轮廓。通过掐持试验发现，她颈阔肌浅层脂肪存在中度脂肪堆积。我们推荐其进行颈部和颏下的 VAL 治疗。该患者进行了门诊手术，手术在静脉镇静和局部麻醉下进行。使用了双侧耳后及颏下的三切口。注射速度为 200 mL/min。作者用于局麻手术的肿胀液共 250 mL。使用一个 2.4 mm 五环的 VASER 超声探针，以 60% 的能量水平，在脉冲模式下作用 2 分钟。脂肪抽吸采用 3 mm 的 VentX 吸脂针。脂肪抽吸切口用可吸收缝线埋没缝合。术后立即用塑形过的 TopiFoam，外加面部压力套。手术共计吸出 72 mL 脂肪。术后 5 个月的效果如图 5.7a～d 所示。

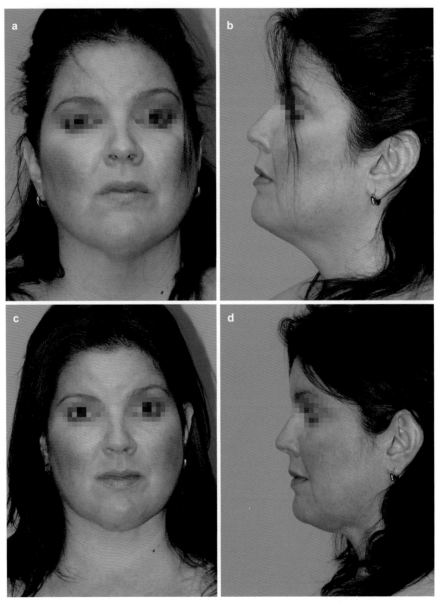

图 5.7　一名 38 岁女性，中度颏下脂肪堆积，采用 VASER 辅助的颏下和颈部脂肪抽吸术治疗。术前相（a、b），术后 5 个月随访（c、d）。

一名 30 岁男性来诊，要求改善其颈部轮廓。他体形健美，身材很好。体格检查发现他有中度颏部脂肪堆积，皮肤质地良好。我们推荐其进行颈部和颏下 VAL 治疗。手术在门诊全麻下进行。采用耳后和颏下切口。作者用于全麻患者的肿胀液配方是 1 L 乳酸林格液（室温）加 1 mL 肾上腺素（1∶1 000），注射速度为 250 mL/min。使用一个 2.4 mm 五环的 VASER 超声探针，以 60% 的能量水平，在脉冲模式下作用 2 分钟。脂肪抽吸采用 3 mm 的 VentX 吸脂针，共计吸出 70 mL 脂肪。切口采用可吸收线埋没缝合，术后用塑形过的 TopiFoam，外加面部压力套。术前和术后 4 个月的效果见图 5.8a～d。

一名 44 岁的女性患者，有明显的颏下脂肪堆积，前方皮肤中度松弛。她曾减重 30 磅（约 13.6 kg），但最近 1 年体重稳定。她不想做面颈部开放式的除皱手术。作者推荐她进行了颈部和颏下的局部 VAL，VASER 治疗时间略长。这名患者对术后效果有合理的期待，理解由于她的皮肤松弛，使这种类型的轮廓塑形存在局限性。该患者的手术在门诊全麻下进行。选择耳后和颏下切口。采用适合全麻的肿胀液配方，注射速度为 250 mL/min，共计注射 300 mL。多注射一些肿胀液可以延长 VASER 作用时间，并扩大治疗范围至侧颈部皮肤，

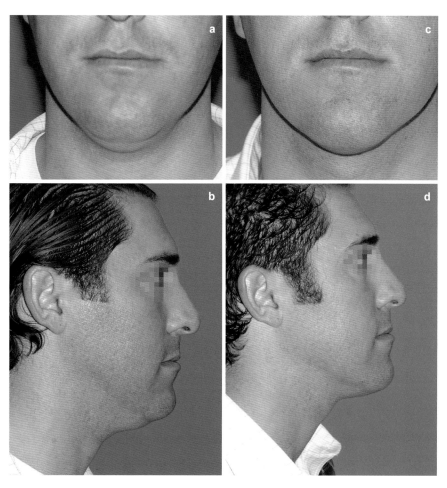

图 5.8　一名 30 岁男性，中度颏下脂肪堆积，采用 VASER 辅助的颏下和颈部脂肪抽吸术治疗。术前相（a、b），术后 4 个月（c、d）。

从而使皮肤回缩更好。采用一个 2.4 mm 五环的 VASER 超声探针，以 60% 的能量水平，在脉冲模式下作用 3 分 30 秒。脂肪抽吸时采用 3 mm 的 VentX 吸脂针，从颈部和颏下共计吸出 90 mL 脂肪。术后用塑形过的 TopiFoam，外加面部压力套。术后 6 个月的效果见图 5.9a～d。

有时 VAL 也可作为开放性面部年轻化手术的补充治疗。VAL 在处理颏下脂肪时很有用，可使颈部轮廓线更明显。一名 42 岁的女性来诊，她有显著的颏下和颈部脂肪堆积，要求行面部年轻化手术，改善颈部轮廓。由于患者面部已经开始出现早期衰老的特征，推荐她进行了开放性面部年轻化手术加 VASER 辅助的颏下和颈部轮廓雕塑。采用一个 2.4 mm 五环的 VASER

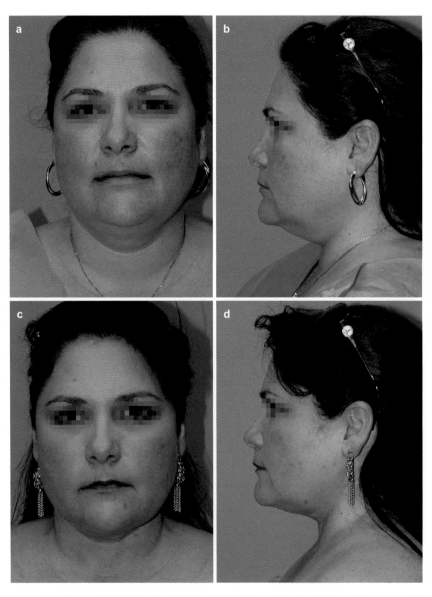

图 5.9　一名 44 岁的女性，有重度颏下脂肪堆积，在颏部和颈部采用 VASER 辅助的脂肪抽吸术。术前相（a、b），术后 6 个月（c、d）。

超声探针，以 60% 的能量水平，在脉冲模式下作用 3 分钟。因为她进行了开放的面部和颈部手术，颏下脂肪抽吸和颈部轮廓雕塑可以更为积极，共计去除了 92 mL 脂肪。由于颏下 VAL 显露了颈阔肌条索，除皱术中对前方颈阔肌进行了折叠。术后 5 个月的效果见图 5.10a～d。

　　有些患者既有显著的颏下脂肪堆积，也有面部老化，但不接受开放式面部年轻化手术。这些患者可以通过细致的颈部 VASER 辅助脂肪抽吸术改善外观，治疗范围要扩大至整个颈部以获得更好的皮肤回缩效果。一名 49 岁的女性来诊，颏下脂肪堆积明显，皮肤中度松弛。她要求改善颈部轮廓，但拒绝行开放手术。她在门诊进行了全麻下的 VASER 辅助颈部和颏下脂肪抽吸术。采用适合全麻的肿胀液配方，注射速度为 250 mL/min，共计注射 350 mL。采用一个 2.4 mm 五环的 VASER 超声探针，以 60% 的能量水平，在脉冲模式下作用 3 分 40 秒。脂肪抽吸时采用 3.0 mm 和 2.4 mm 的 VentX 吸脂针，共计吸出 115 mL 脂肪。术后 8 个月的效果见图 5.11a～d。

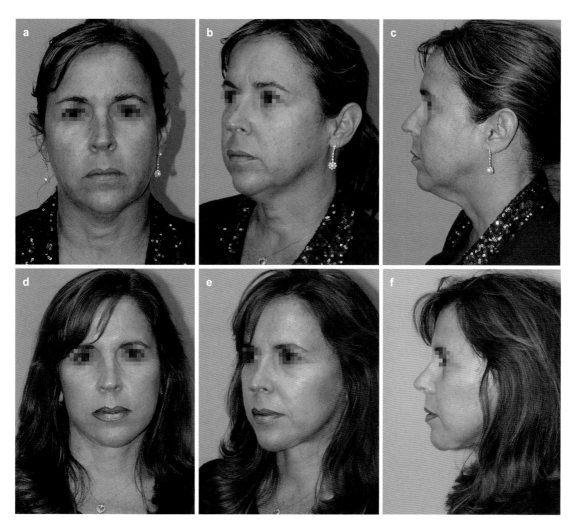

图 5.10　一名 42 岁显著颏下颈部脂肪堆积患者，采用 VASER 辅助脂肪抽吸术及开放性面部年轻化手术。术前相（a、b、c），术后 5 个月（d、e、f）。

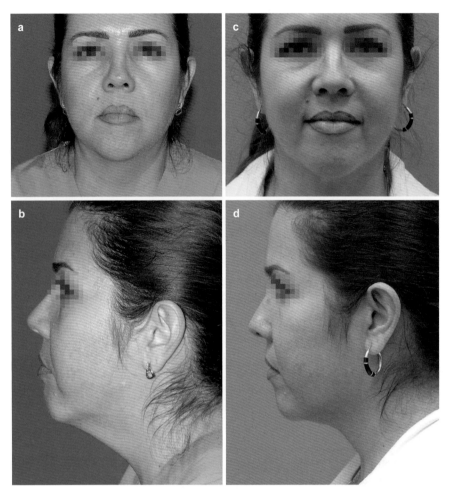

图 5.11　一名 49 岁的女性采用 VASER 辅助脂肪抽吸术矫正严重的颏下脂肪堆积。术前相（a、b），术后 8 个月（c、d）。

HIV 相关的项背部脂肪堆积

VAL 在颈部应用的另一个适应证是 HIV 相关的项背部脂肪堆积。目前对 HIV 的治疗中，有部分采用高效抗逆转录病毒疗法（highly active antiretroviral therapies, HAART）抑制病毒复制。虽然这些药物增加了 HIV 感染患者的生存率，但会伴随一些代谢不良反应和外形变化。这种现象首先被 Carr[7] 报道，在接受这种疗法的 HIV 患者中，有 10%～60% 会出现[8]。整形医生有时会被要求处理由于长期使用这些药物引起的异常脂肪堆积。这些异常的脂肪堆积常见于颈部，尤其是项背区域。这些脂肪堆积体积可能较大，不仅存在美学问题而且会让患者很不舒服，与疼痛、姿势改变、睡眠呼吸暂停、活动受限等症状相关[9]。Hultman 等人[10] 报道用超声辅助脂肪抽吸术处理这种致密、纤维化的脂肪堆积很有效。Davidson 等人[11] 展示了手术处理这种情况的方法。手术治疗的患者 HIV 需控制良好，有感染病专家随诊，实验室检查（细胞计数和病毒试剂盒）符合手术安全要求，并且患者需对手术外观和功能改善效果有合理的期望。手术知情同意书内容应包含畸形复发、去除不完整、再次手术可能。

手术技术

作者处理这种情况的方式与治疗高度纤维化的男性乳房发育类似。肿胀液为室温下含 1 mL 1∶1 000 肾上腺素的乳酸林格液。肿胀液使用量很大。注射速度为 300～400 mL/min，均匀注射于术区，达到肿胀麻醉的效果。使用单环或双环超声探针，以 80%～90% 的能量水平，在连续模式下进行治疗。作用时间取决于脂肪的体积和纤维化程度。治疗终点为组织对超声头阻力消失。脂肪抽吸采用 3.7 mm 和 3.0 mm 的 VentX 吸脂针。

一名 48 岁的女性来诊，她被诊断为 HIV 感染，目前正接受治疗。她项背部脂肪组织堆积严重且伴有症状，影响颈部活动。作者推荐她进行 VAL 治疗，在完善术前评估后，在全麻下进行了门诊手术。以 300 mL/min 的速度注射全麻肿胀液，共计注射 750 mL。肿胀液在脂肪堆积区域均匀浸润。使用一个 3.7 mm 双环的 VASER 超声探针，以 80% 的能量水平，在连续模式下作用 3 分 40 秒。脂肪抽吸采用 3.7 mm 和 3.0 mm 的 VentX 吸脂针。共计吸出 340 mL 脂肪。术后 4 个月的效果见图 5.12。术后用塑形过的 TopiFoam，外加弹力背心 3～4 星期。如果能耐受，术后 1 周开始保湿按摩。

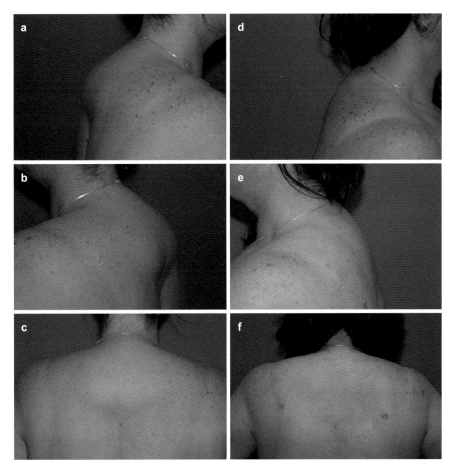

图 5.12　48 岁女性，存在 HIV 相关的项背部脂肪堆积。术前右后斜位（a），左后斜位（b），后背位（c）；术后 4 个月右后斜位（d），左后斜位（e），后背位（f）。

结 论

　　VASER 辅助脂肪抽吸术对颈部和颏下轮廓改善安全有效。作者认为该术式并发症少，患者满意度高。VAL 处理 HIV 相关的项背部脂肪堆积也很有效。

参考文献

[1] DiGiuseppe A. The harmonic lift: ultrasonic assisted skin remodeling. Int J Cosm Surg Aesthet Dermatol. 2000; 2(2): 125−31.

[2] Garcia O. Liposuction of the upper and lower extremities. In: Aly A, Nahas F, editors. The art of body contouring: a comprehensive approach. New York: Thieme Medical Publishers; 2017. p. 361−95.

[3] Jewell ML, Fodor PB, de Souza Pinto EB, et al. Clinical application of VASER-assisted lipoplasty: a pilot study. Aesth Surg J. 2002; 2: 131−46.

[4] De Souza Pinto EB, Abdala PC, Maciel CM, et al. Liposuction and VASER. Clin Plast Surg. 2006; 33: 107−15.

[5] Garcia O, Nathan N. Comparative analysis of blood loss in suction-assisted lipoplasty and third generation internal ultrasound-assisted lipoplasty. Aesth Surg J. 2008; 28: 430−5.

[6] Garcia O. Comparison of blood loss in suction-assisted lipoplasty and third generation ultrasound-assisted lipoplasty. In: Shiffman MA, Di Giuseppi A, editors. Body contouring: art, science and clinical practice. Berlin: Springer-Verlag; 2010. p. 565−73.

[7] Carr A, Samaras K, Chisolm DJ, Cooper DA. Abnormal fat distribution and the use of protease inhibitors. Lancet. 1998; 351(9117): 1736.

[8] Wohl DA, McComsey G, Tebas P, et al. Current concepts in the diagnosis and management of metabolic complications of HIV infection and its therapy. Clin Infect Dis. 2006; 43(5): 645−55.

[9] Gold DR, Annino DJ. HIV-associated cervicodorsal lipodystrophy: etiology and management. Laryngoscope. 2005; 115(5): 791−5.

[10] Hultman CS, McPhail LE, Donaldson JH, et al. Surgical management of HIV-associated lipodystrophy: role of ultrasonic-assisted liposuction and suction assisted lipectomy in the treatment of lipo-hypertrophy. Ann Plast Surg. 2007; 58(3): 255−63.

[11] Davidson SP, Timpone J, Hannan CM. Surgical algorithm for management of HIV lipodystrophy. Plast Reconstr Surg. 2007; 120(7): 1843−58.

第六章

躯干塑形

Contouring of the Trunk

Onelio Garcia Jr. | 张雨薇 译

　　脂肪抽吸术是目前由整形外科医生实施的第二常见的美容外科手术[1]，而躯干是患者要求脂肪抽吸最常见的区域之一。当使用传统脂肪抽吸整形术（SAL）、超声辅助脂肪抽吸整形术（UAL）或 VASER 辅助脂肪抽吸整形术（VAL）进行躯干塑形时，脂肪环周抽吸通常会比"局部"抽吸有更和谐的美学效果。VAL 是第三代 UAL，仅向组织输送先前 UAL 设备大约一半的超声能量便可有效破碎脂肪组织基质。所有这些病例，在术中都需要调整患者体位，以便能够环周抽吸所有区域。毋庸置疑，调整手术体位会延长手术和麻醉时间。

　　如同其他任何躯体塑形手术，良好的效果始于正确地选择患者。脂肪抽吸术既往只适用于年轻、健康的患者，其体重正常、脂肪堆积小而局限。大面积躯体塑形，促进了对组织动态变化的更深理解，VASER 辅助脂肪抽吸术的出现则扩展了脂肪抽吸术的适应证。某些满足条件的老年患者、超重患者和播散性脂肪营养不良患者现在已成为常见的适应证。首要的条件是，患者的健康状况通过全面的术前检查得到验证，符合拟行手术的严格要求；其次，皮肤的充盈度和弹性适于去除足够容量的组织，因而不仅能塑造优美的形体，还能保持正常的皮肤质地；最后但同样重要的是，患者的期望切实可行。许多老年或超重患者，既往被认为并非脂肪抽吸术的适应证，被拒之门外，现在却成为超声辅助脂肪抽吸术的适应证。如果符合上述标准，这些手术可以得到良好美学效果和较高的患者满意度。美国整形美容外科医师学会（ASAPS）的整形外科国家数据库统计显示，脂肪抽吸手术的例数逐年稳步增加，这一事实证明了与脂肪抽吸手术相关的患者满意度的提高。去年 ASAPS 数据库收到超过300 000 例脂肪抽吸病例，较前年增加 16%，比 5 年前增加了 58%！毫无疑问，脂肪抽吸术的增多不仅源于对手术的高满意度，而且很大程度上是源于扩展了适应证的范畴。值得一提的是，VAL 的确扩展了适应证的范畴，但并不意味着其适用于所有人。作为一种选择性的单纯美容手术，其潜在患者需身体健康、皮肤充盈度和弹性适当，以免抽吸脂肪后导致皮肤松弛，此外，脂肪抽吸并不能替代合理膳食和体育锻炼，因而患者不应期望抽吸后一劳永逸。

　　躯干塑形技术因性别、年龄而异，年轻患者寻求着泳装时更具运动感，老年患者仅寻

O. Garcia Jr. (✉)
Division of Plastic Surgery, University of Miami, Miller School of Medicine, Miami, FL, USA
本章配套视频资料，请扫描章末二维码观看。

求改善身材比例和更为合身的服装。例如，男性后背塑形需要呈现"V"形。这是由背部的肌肉组织向下逐渐变细到直而窄的腰部所造成的。另一方面，女性患者则需要更为妩媚的背部轮廓，即由腋后皱襞顶部向下逐渐变细，直到腰部形成腰围切迹，再由此向髋部变宽。因而女性仅仅进行髂腰部脂肪彻底抽吸形成腰围切迹，而不处理上背部，就会导致男性化的形体。因此，作者建议在环周脂肪抽吸进行躯干塑形时，要抽吸髂腰与上背部整个区域。腹部并非平坦如水，应尽可能显现正常的解剖标志，避免脂肪抽吸的痕迹，以形成更为自然的外观。

术前考虑

拟行腹部整形手术的患者应评估有无腹直肌分离、腹壁疝、腹部瘢痕，皮肤弹性、脂肪位置，包括脐上或脐下、腹膜内与腹膜外的脂肪量等。必须准确评估在不影响皮肤质地的前提下可去除的脂肪量。富有经验的形体塑形外科医生，有时仅凭掐持试验（pinch test）和视诊即可获得充足的信息，用以制订手术计划。对于经验匮乏者，Rohrich、Beran 和 Kenkel[2]提出的改良 Matarasso 分型，有助于其对患者作出评估并制订手术计划。

腰背部脂肪抽吸比腹部有更大的容错空间。该解剖区域真皮较厚，脂肪致密、呈纤维状且有紧密分隔。但应用传统技术进行脂肪抽吸较为困难，抽吸物中含血量较大[3]。SAL 难以矫正背部卷状畸形，许多使用传统脂肪抽吸技术的病例，术后可见背部卷状畸形矫正不全。基于此，作者目前在所有躯干环周塑形手术中均采用 VAL。VAL 技术可以高效破坏背部脂肪，且组织损伤小，抽吸物中几乎无血液。脂肪抽吸术中停止抽吸的指征是出现血性抽吸物。在作者的一组大样本报道中，VAL 的无血抽吸物量是 SAL 的 3 倍[4]。

术前拍摄时，患者站立，双脚分开与肩同宽。须去除所有衣物，暴露整个抽吸区域，以避免胸罩和内衣松紧带所造成的变形。躯干塑形手术通常需要 8 个体位的照片。即前正位、左右前斜位、左右后斜位、左右侧位和后正位（图 6.1a～f）。最近，我增加了从下背部到大腿中部的臀部区域视图（图 6.2），因为背部区域的广泛塑形会对臀部形态产生重要的视觉影响。这将在本书的臀部塑形一章中详细说明。

站立位进行术前标记。对于女性患者，我一般首先标记腹部，确保标记了腹白线和半月线。此外标记髂前上棘的位置，因为在该区域创造阴影效果可以提供非常动感的外观。使用掐持试验，绘制腹壁脂肪堆积的区域。对于典型的女性患者，采用 VASER 辅助腹部脂肪抽吸术，其目标是在皮肤质地许可的前提下，尽可能去除腹壁脂肪，形成显露以上解剖标志的自然阴影效果，而无需像本书其他章节描述的精细形体雕塑那样，进行广泛的精细塑形。男性标记则略有不同，标记脐上方中线，腹直肌外侧缘，并标记 Hoyos[5] 描述的斜行锐角三角形（图 6.3）。背部标记如图 6.4 所示，包括背部卷状畸形的位置。

手术技术

我通常从背部和侧腹部开始对躯干进行环周脂肪抽吸。患者手术体位有 2 种选择，各有利弊。俯卧位需要仔细保护所有骨性突出处的承压点，并适当保护面部和乳房。若全麻下首先采用俯卧位，应在靠近手术台的平车上进行麻醉诱导和气管插管，然后将患者翻身呈俯卧

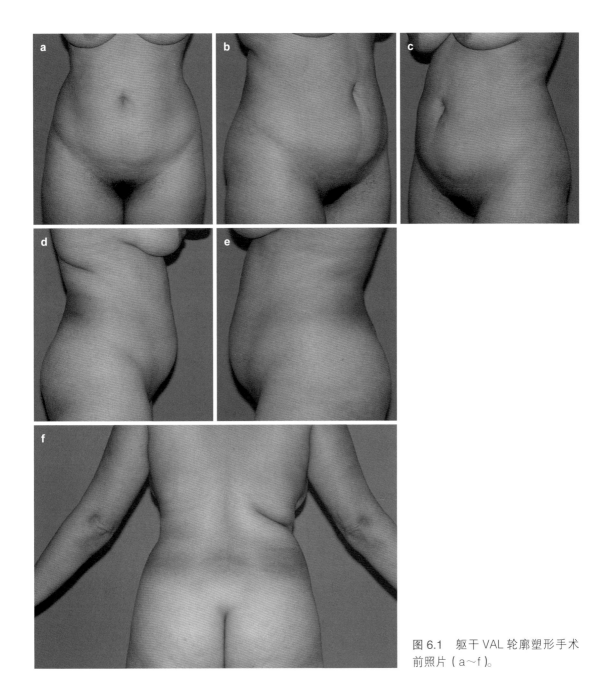

图 6.1　躯干 VAL 轮廓塑形手术前照片（a~f）。

位转移到手术台上，其下衬垫髋部卷与腋窝卷。然后轻微弯曲手术台，以便 VAL 吸脂针管直线操作，从而避免在背部和侧腰部等解剖弯曲区域将吸脂针管扭转。俯卧位很容易抵达背部和侧腹部，并且利于术者在手术过程中同时观察两侧，因而更容易获得对称的效果。俯卧位进行环周脂肪抽吸的另一个优点是，它只需要一次翻身到仰卧位，即可完成腹部区域的抽吸手术。尽管有这些优点，包括作者在内的许多经验丰富的躯体塑形外科医生更倾向于采用侧卧位对背部进行塑形。该体位需要下衬腋窝卷，骨性凸起处垫以保护棉垫。采用这种体位进行脂肪抽吸需要额外一次调整体位（侧卧位-侧卧位-仰卧位对比俯卧位-仰卧位），但包

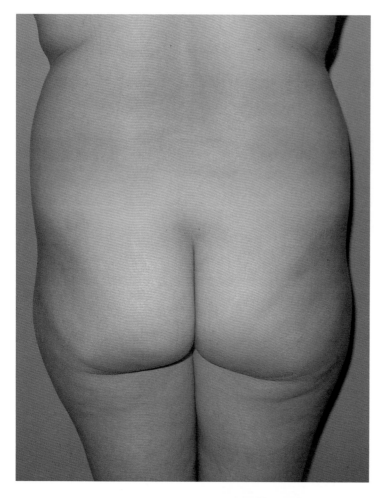

图 6.2　术前臀部区域视图。

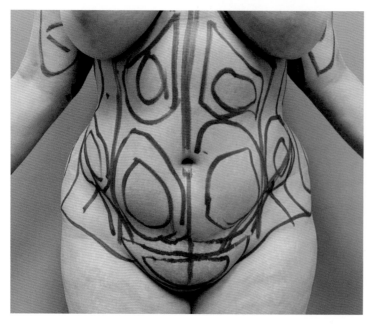

图 6.3　用于腹部 VAL 轮廓塑形手术的术前标记。

图 6.4　背部躯干 VAL 轮廓塑形手术前标记。

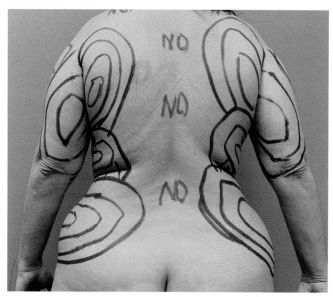

括作者在内的许多人认为，侧卧位更利于 UAL 患者的操作，且创伤更小。该体位非常便于抽吸背部和侧腹部大量的脂肪，以及塑造纤细美观的腰围。完成躯干两侧的抽吸后，即可将患者转至仰卧位以完成腹部抽吸手术。

　　既往常在麻醉诱导前进行环周脂肪抽吸的消毒。患者站立，使用聚维酮碘（碘伏）溶液环周消毒。手术台上铺无菌治疗巾，患者消毒完毕后直接躺在无菌治疗巾上，然后再铺无菌手术单。这种准备和铺巾方法已被许多人（包括作者在内）摒弃，现在更倾向于使用聚维酮碘（碘伏）凝胶在手术台上对处于手术体位的麻醉后患者直接进行消毒铺巾。腹部 VAL 的切口入路通常选择在耻骨上区域（比基尼线下方）两侧及正中线。另一切口入路位于脐上内侧，以便进入上腹部。作者通常在全麻下进行大面积脂肪抽吸术，仅在少量抽吸时使用局部麻醉。"超湿"的原则是注射量与预期抽吸容积的比例约为 1：1，但对 VAL 手术而言远远不够。根据作者的经验，该情况需要肿胀液与预期抽吸容积比至少为 3：1，形成肤色苍白肿胀的治疗区域。VAL 病例组织内大量液体会促进脂肪分解，并提供一定程度的降温作用。此外，大容量的肿胀液所形成的高静水压有助于止血，抽吸物的血性成分更少。对于躯干大部分区域，采用注水泵以 400 mL/min 的速度注射肿胀液，直到液体均匀地分散在整个组织中。文献[6-8]中描述了多种肿胀液配方。作者对于需要全麻的大面积 VAL 手术，采用 Garcia 公式[9]，即 1 mL 1：1 000 肾上腺素 +1 L 室温乳酸林格液。超声脂肪抽吸手术不建议使用加温的肿胀液。局麻下进行的小容量抽吸患者，1 L 肿胀液中添加 30 mL 1% 的利多卡因。尽管一些作者号称使用超过 50 mg/kg 的剂量也不会出现意外[10, 11]，而且在肿胀液中添加利多卡因，其剂量确实会有超过 35 mg/kg 的时候，至少作者曾经有过。但是，局部小面积脂肪抽吸术不需要大量的肿胀液，而大面积脂肪抽吸病例采用全麻又不需要使用利多卡因，因此，确实没有必要将利多卡因安全剂量的上限扩展至极限。患者注射肿胀液 15 分钟后，肾上腺素才有明显的收缩血管效应；然而与抽吸针管不同，VASER 超声探针只需轻轻穿透组织，不会造成出血，因此在注入肿胀液后即可开始释放超声。完毕后注射下一治疗区域的肿胀液，而非先行抽吸超声乳化区域。作者采用这种输注方案，使用的肾上腺素累积剂量有时高达 14 mg，而未产生不良后果。

　　在释放超声之前，首先应在所有切口入路置入皮肤保护器，其后方覆盖湿敷料以免超声探针损伤皮肤（图 6.5）。作者目前使用 3.7 mm 三环 VASER 探针（Solta Medical, Bothell, WA），在脉冲模式下，以 80% 能量水平治疗髂腰部，并使用 3.7 mm 双环 VASER 探针，在脉冲或连续模式下，以 80% 能量水平治疗背部脂肪卷状畸形和上背部。作者很少使用单环探针。超声探针在组织内运行无阻力时，停止释放超声。在 VASER 脂肪抽吸的早期，为确保充分破碎脂肪组织，大部分区域的超声推荐释放量为 1 min/100 mL 肿胀液水平。但目前已经摒弃上述推荐量，因为现已证实，充分破碎组织所需的超声释放量远远低于上述推荐量。使用组织对探针的阻力作为超声时间的指导参数，需要一定的操作经验，但更为实用的指导参数是 1 min/100 mL 预期治疗区域抽吸物。通常我用于后背塑形手术的 VASER 超声时间为 12～15 分钟。对于腹部，我会在脉冲模式下，以 70%～80% 能量水平，使用 3.7 mm 五环探针。与 SAL 相比，VAL 病例中抽吸乳化脂肪相对容易。脂肪抽吸阶段，作者使用 3.7 mm 和 3.0 mm 的 VentX 无创吸脂针（Solta Medical, Bothell, WA）。标准的 VASER 躯干环周塑形手术，抽吸物是相对无血的（图 6.6）。

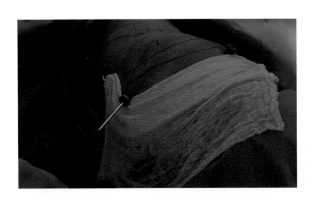

图 6.5　湿敷料直接放置在皮肤保护器后方，以便在手术 VASER 阶段保护皮肤免受超声波探针的损害。

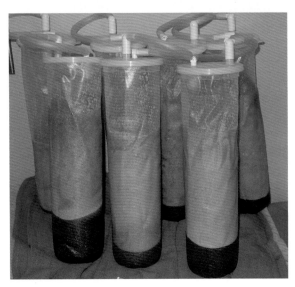

图 6.6　标准的 VASER 抽吸物呈无血性外观。

完成抽吸后，入路切口用 4-0 可吸收单股丝线皮内缝合。不使用引流管。所有治疗区域用 TopiFoam 敷料覆盖，然后穿上紧身衣（图 6.7a～c）。

手术效果

一名 31 岁女性，就其躯干和四肢塑形问题进行咨询。我们在门诊全麻下对该患者进行了上述区域 VAL 环周抽吸术。体位为右侧卧位到左侧卧位再到仰卧位。肿胀液为 1 mL 1∶1 000 肾上腺素 +1 L 乳酸林格液，注射速度为 400 mL/min。腹部注射量为 3 L，后背部为 5 L。腹部用 3.7 mm 五环 VASER 探针，在脉冲模式下，以 80% 能量水平治疗 8 分钟，后背部用 3.7 mm 双环探针，以 80% 能量水平，在连续模式下治疗 11 分钟。脂肪抽吸采用 4.6 mm、3.7 mm 和 3.0 mm 的 VentX 吸脂针。抽取总容量为 6 400 mL。术后 1 年的手术效果如图 6.8a～f 所示。

一位 38 岁女性患者咨询改善腹部、髂腰部和背部外观。3 年前曾行激光脂肪抽吸术，导致其腹部皮肤凹凸不平和下腹部塑形后畸形。我们推荐其进行躯干 VAL 环周抽吸术，使其腹部脂肪重新分布，以矫正此前脂肪抽吸术造成的凹凸不平，下腹部可能需要脂肪移植

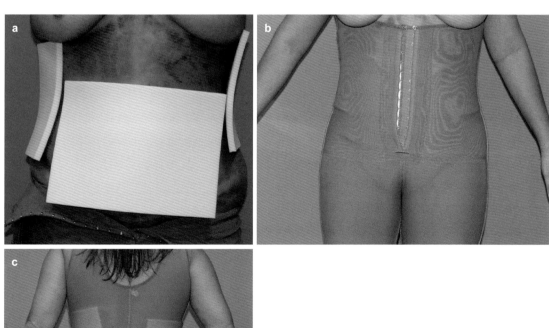

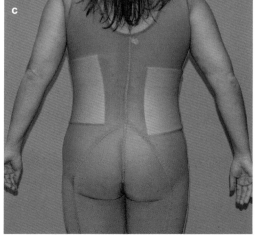

图 6.7 TopiFoam 硅胶背衬泡沫垫与 VAL 区域的皮肤直接接触。患者外穿紧身衣（a～c）。

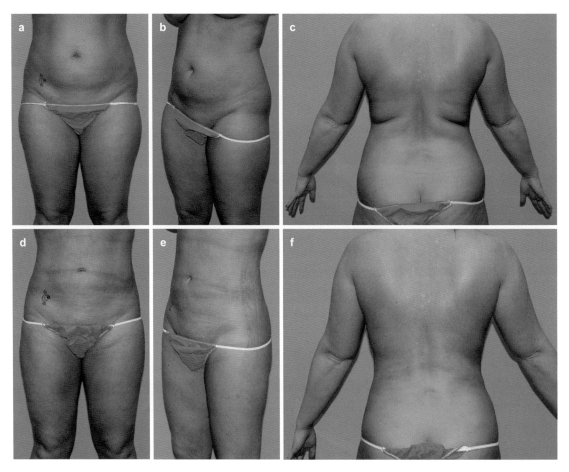

图 6.8　31 岁女性，躯干环周 VAL 脂肪抽吸术后 1 年，总抽吸量为 6 400 mL（a～f）。

矫正其畸形。手术于门诊全麻下进行，体位为右侧卧位-左侧卧位-仰卧位。肿胀液为 1 mL 1：1 000 肾上腺素 +1 L 乳酸林格液，注射速度为 400 mL/min。腹部和耻骨区注射 3 L，腰背部为 4 L。腹部区域使用 3.7 mm 三环 VASER 探针，在脉冲模式下，以 80% 的能量水平持续治疗 8 分钟。腰背部则用 3.7 mm 双环探针，以 80% 的能量水平进行治疗，对腰部使用脉冲模式，对背部卷状畸形使用连续模式。躯干后侧 VASER 暴露时间总共为 12 分钟。使用 4.6 mm、3.7 mm 和 3.0 mm 的 VentX 吸脂针进行抽吸。抽取的总容量为 6 800 mL。术后 6 个月的效果如图 6.9a～f 所示。

　　一名 28 岁的强壮男性，因腹部和腰部轻度脂肪堆积接受咨询。由于他皮肤质地好，故建议其进行腰腹部环周 VAL 抽吸术，充分抽吸脂肪。手术于门诊全麻下进行，体位为右侧卧位-左侧卧位-仰卧位。肿胀液为 1 mL 1：1 000 肾上腺素 +1 L 乳酸林格液，注射速度为 400 mL/min。腹部区域注入 2 L，髂腰部为 2.5 L。腹部区域使用 3.7 mm 五环 VASER 探针，在脉冲模式下，以 80% 的能量水平持续治疗 7 分钟。腰部使用 3.7 mm 双环探针，在脉冲模式下以 80% 的能量水平治疗 6 分钟。使用 3.7 mm 和 3.0 mm 的 VentX 吸脂针进行抽吸。抽取的总容量为 2 900 mL。术后 6 个月时的效果如图 6.10a～f 所示。

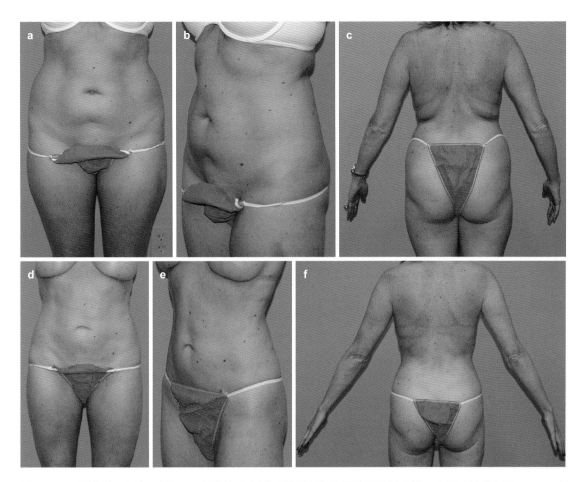

图 6.9　38 岁女性，躯干环周 VAL 脂肪抽吸术同时矫正下腹部塑形后畸形术后 6 个月，总抽吸量 6 800 mL（a～f）。

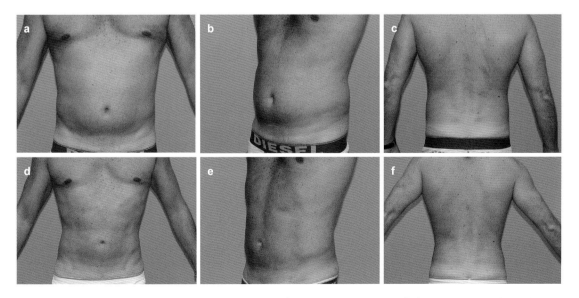

图 6.10　28 岁的强壮男性，行腰腹部环周 VAL 脂肪抽吸术后 6 个月，总抽吸量 2 900 mL（a～f）。

　　一名 30 岁女性，产后 1 年，咨询躯干塑形事宜。其下腹部有一道剖腹产后凹陷型瘢痕，正在积极备孕。尽管其腹部皮肤中度松弛，但我们建议她在所有妊娠完毕后再进行腹壁整形术。目前可进行躯干环周 VAL 抽吸术，去除部分脂肪以改善形体。因其怀孕概率较高，本次未处理剖腹产瘢痕。手术于门诊全麻下进行，体位为右侧卧位-左侧卧位-仰卧位。以 400 mL/min 的速度将 3 L 肿胀液（作者用于全麻的配方）注入腹部，另外 3 L 注入腰背部。腹部用 3.7 mm 五环 VASER 探针，在脉冲模式下，以 80% 能量水平治疗 7 分钟，腰背部用 3.7 mm 双环探针、在连续模式下，以 80% 能量水平治疗 9 分钟。使用 4.6 mm、3.7 mm 和 3.0 mm 的 VentX 吸脂针进行抽吸。由于产后皮肤松弛，腹部应保守抽吸，仅去除约 75% 的多余脂肪，皮肤质地较好的后腰背部则进行充分抽吸。抽取的总容量为 6 700 mL。术后 5 个月时的效果如图 6.11a～f 所示。

　　妊娠后皮肤质地较差和有明显妊娠纹的患者，尤其是有未来备孕计划者，有时可能不准备或不愿意接受开放式腹壁整形术。VASER 辅助下的躯干环周脂肪抽吸术可以改善其腰腹部形态（图 6.12a～d）。尽管 VAL 未能改善其皮肤质量，但躯体形态的改善使其可以穿着连体泳衣展示她们更有魅力的身材，直到她们准备好接受开放手术切除多余的腹部皮肤为止。

　　皮肤质量好、无萎缩纹，但皮肤比较松弛的超重患者，有时不愿意接受开放的腹壁整形术。躯干环周 VAL 手术可以显著改善其形体轮廓，但会因上腹部皮肤松弛度增加造成脐上赘皮。该术式能够改善躯体形态，且无腹壁整形的瘢痕，因而许多患者欣然接受脐上赘皮。该手术留有回旋余地，并不妨碍患者在之后接受腹壁整形术。下面的例子是一位 41 岁的超重女性，腹部皮肤中度松弛，想要改善形体轮廓，但难以接受腹壁整形手术瘢痕。在咨询期间，她认为无需较长的腹部瘢痕即可改善形体轮廓，些许的皮肤松弛和脐上赘皮无足挂

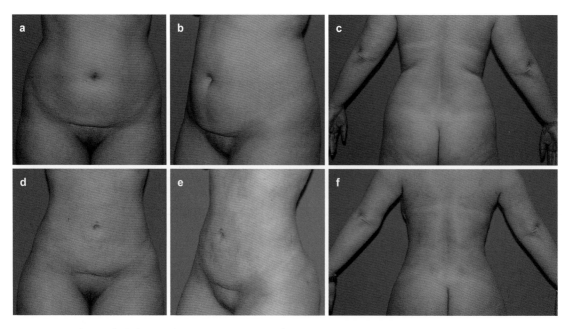

图 6.11　一名 30 岁的产后女性，行躯干环周 VAL 脂肪抽吸术后 5 个月，因腹部皮肤松弛接受保守治疗（抽取 75% 的多余脂肪），腰背部则采用积极治疗，总抽吸量 6 700 mL（a～f）。

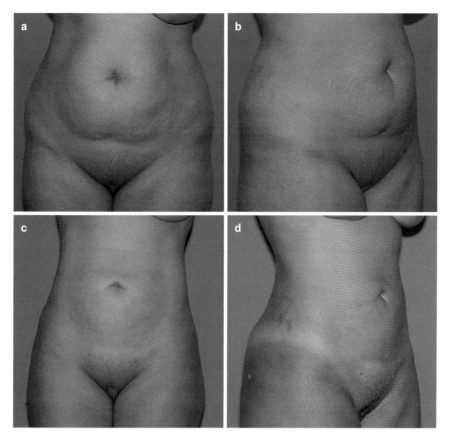

图 6.12 有明显的产后皮肤松弛和妊娠纹的患者在不适合做腹壁整形术时，可以进行腹部 VAL 手术以获得局部形体改善（a～d）。

齿，手术于门诊全麻下进行，体位为右侧卧位-左侧卧位-仰卧位。术中采用作者推荐的全麻肿胀液配方，注射速度为 400 mL/min，腹部注入 3 L，腰背部为 4 L。腹部用 3.7 mm 五环 VASER 探针，在脉冲模式下，以 80% 的能量水平治疗 8 分钟。腰背部用 3.7 mm 双环探针，在连续模式下，以 80% 的能量水平治疗 9 分钟。使用 4.6 mm、3.7 mm 和 3.0 mm 的 VentX 吸脂针进行抽吸。由于腹部皮肤松弛，抽吸量较为保守，去除大约 80% 的腹部多余脂肪。腰背部皮肤质地很好，因而抽吸充分。总抽吸量为 6 150 mL。术后 1 年的效果如图 6.13a～h 所示，注意脐上赘皮的存在，使脐部呈现出更加水平化的外观。腰背部，特别是腰围的充分抽吸，对臀部形状改善有着显著的效果（图 6.13d，h）。

　　大容量（＞7L）脂肪抽吸手术需要进行补液和密切监测尿量，因而不宜在门诊进行。抽吸物中肿胀液的含量≤ 1/3，而其他约 70% 的肿胀液并非如先前报道的那样被吸收到血管中去。肿胀液注射越多，局部压力越大，大容量脂肪抽吸术局部压力会更大，经切口入路流失的液体无法估量。抽吸结束后，滚动挤压治疗区域，可将大部分的游离肿胀液经切口入路排出。在大容量脂肪抽吸术后 12 小时内，虽然不是全部残留的肿胀液，但确实有大量液体被吸收，因此在计划补液时需要考虑到这一点。患者之间千差万别，难以采用"万能"公式进行输液治疗。基于此，作者建议大容量抽吸的病例保留一根留置 Foley 导尿管过夜，并根

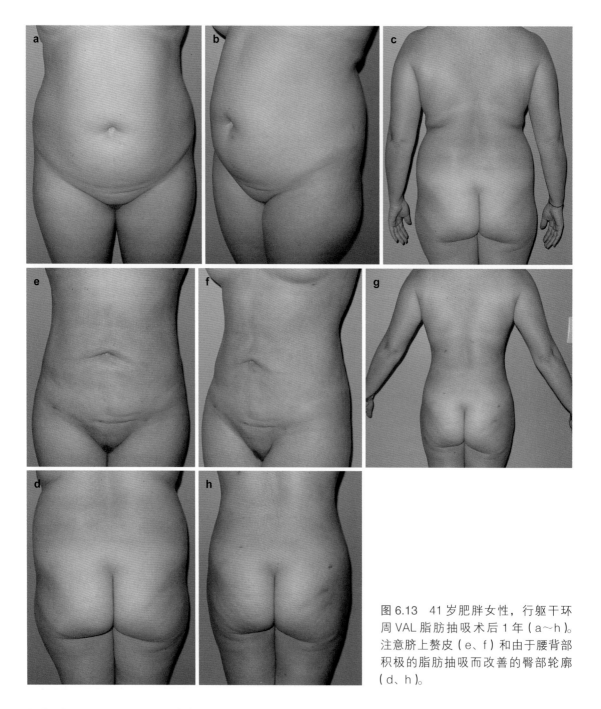

图 6.13　41 岁肥胖女性，行躯干环周 VAL 脂肪抽吸术后 1 年（a～h）。注意脐上赘皮（e、f）和由于腰背部积极的脂肪抽吸而改善的臀部轮廓（d、h）。

据保持 1 mL/（kg·h）尿量的原则来管理静脉补液量。此外，我们鼓励患者尽早下地活动和自由进食，并在术后第一天出院回家。

　　一名 23 岁未生育女性患者，较为肥胖，躯干明显脂肪堆积，咨询躯干塑形手术。该患者今后要生育，不愿接受腹部开放手术。由于需要大容量抽吸，患者被收入院进行手术，并在术后住院过夜以监测补液情况。体位为右侧卧位-左侧卧位-仰卧位。肿胀液为 1 mL 1∶1 000 肾上腺素 +1 L 乳酸林格液，注射速度为 400 mL/min。4 L 注入腹部区域，6.5 L 注入背部和髂腰部。腹部区域使用 3.7 mm 五环 VASER 探针，在脉冲模式下，以 80% 的能量水平持续治疗 9 分钟。腰背部用 3.7 mm 双环探针，在连续模式下，以 80% 的能量水平治疗 12 分钟。使用 4.6 mm、3.7 mm 和 3.0 mm 的 VentX 吸脂针进行抽吸。抽吸总容量为 11 500 mL。躯干大容量环周脂肪抽吸术后 9 个月的效果如图 6.14a～f 所示。可见大容量抽

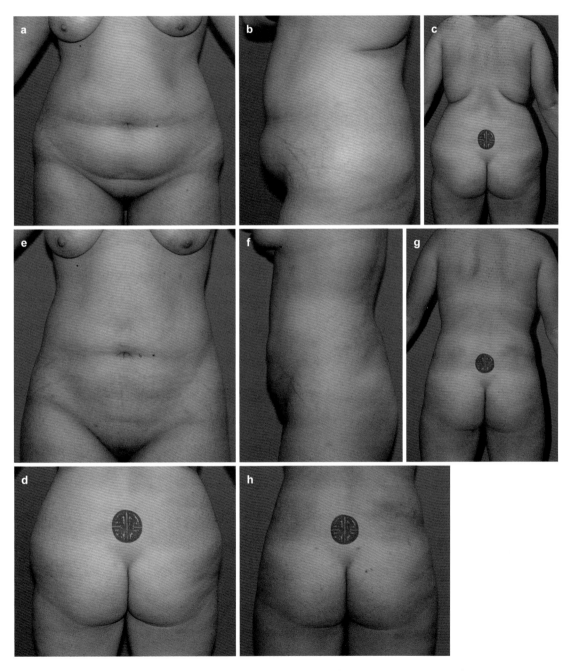

图 6.14　23 岁、未生育的肥胖女性，行躯干大容量环周 VAL 脂肪抽吸术后 9 个月，总抽吸量 11 500 mL（a～h）。由于术前皮肤松弛，腹部处理比较保守（a、e）。注意臀部形状的改善（d、h），这是腰背部大容量塑形后的效果。

吸病例比标准体重病例的术后塑形效果要差。另需注意，背部大容量脂肪抽吸术后，臀部形状改善的效果显著（图 6.14d、h）。

术后注意事项

术后要求患者避免高钠摄入、剧烈运动及处于高温和潮湿环境。鼓励患者下地走动，同时采取措施避免体位性低血压（从仰卧位起身时，先坐 1 分钟，然后起身 1 分钟，然后走动）。指导患者大量口服补液，并预先告知患者和他们的护理人员，切口渗液是正常的，这些渗液往往在术后第二天即可消退。通常患者在 48 小时后可以淋浴。对治疗区域进行淋巴按摩非常有助于恢复，可于手术后约 1 周开始进行。

VASER 辅助腹壁脂肪整形术

VASER 辅助躯干脂肪抽吸手术还可作为腹壁整形术的有效辅助治疗。Saldanha 在 2001 年发表的一篇具有里程碑意义的文章里提出了腹壁脂肪整形术概念[12]。此后数位作者报道，与传统的腹壁整形术相比，其手术效果更好，并发症发生率更低[13-17]。该手术并不仅仅是增加了脂肪抽吸步骤的腹壁整形术，而是一项具有特定技术组成的外科手术，包括充分抽吸整个腹部和侧腰部（脐上区域抽吸深层）的脂肪、下腹两侧区域 Scarpa 筋膜浅面的分离[18]，以及脐上旁正中区域内进行间断分离，保留穿支血管（图 6.15）。

整形外科医生采用腹壁脂肪整形技术的同时，恰逢 VASER 辅助脂肪抽吸术开始流行，他们很快意识到了 VAL 给腹壁脂肪整形术带来的好处。其中最重要的就是，与传统 SAL 相比，VAL 采用小直径吸脂针轻柔穿过组织，失血量显著减少，对腹部皮瓣的物理创伤很小[19, 20]。

手术技术

VAL 的切口入路设计在拟去除的皮肤区域，即位于多余的腹壁皮瓣上。采用 VAL 的肿胀液配方，注水泵的注射速度为 300～400 mL/min，使用 3.7 mm 五环探针，在脉冲模式下，以 70%～80% 的能量水平释放超声波。使用 3.7 mm 和 3.0 mm 的 VentX 吸脂针抽吸整个腹部区域，但脐上区域抽吸的目的是减薄腹部皮瓣，仅抽吸 Scarpa 筋膜深层即可。抽吸范围延

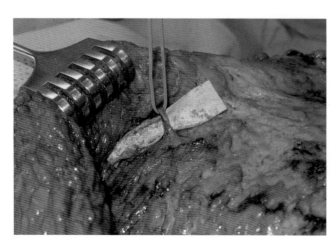

图 6.15　上腹部的解剖分离局限于腹直肌外侧缘内，可以避开在腹壁整形术中对皮瓣血供起重要作用的血管。

图 6.16　腹直肌分离和修整范围的标记（a），注意腹直肌之外区域的解剖分离层次位于 Scarpa 筋膜浅面。腹直肌分离矫正后，两侧 Scarpa 筋膜在前正中线汇合（b）。

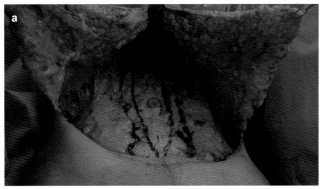

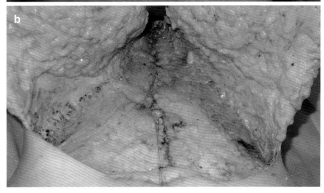

伸至肋缘，可能有助于松解腹部皮瓣。在腹直肌区域沿其筋膜浅面分离、掀起腹部皮瓣，脐下区域自腹直肌外缘向外侧沿 Scarpa 筋膜浅面分离、掀起腹部皮瓣，脐上区域不分离腹直肌以外区域。腹直肌分离的修整仅限于腹白线的外缘（图 6.16a、b）。由于腹部和侧腹部注入了大量肿胀液，作者通常留置引流管。然而，最近发表的一篇文献中称，腹壁脂肪整形术病例术中行渐进的减张缝合，其血清肿发生率低于放置引流管[21]。腹部皮瓣多余部分的切除和此后的切口关闭以常规腹壁整形手术方式进行。

　　一名 24 岁超重女性，产后 1 年，期望改善形体轮廓。面诊发现其腹壁松弛下垂伴腹直肌分离、脐上区域腹壁脂肪较多、腰背部大量脂肪堆积，伴明显的背部卷状畸形及腰围宽大。建议采用 VASER 辅助的腹壁脂肪整形术，并行躯干环周 VAL。然而，患者希望手术在门诊进行，不愿接受耗时很长的大容量脂肪抽吸和术中调整体位。因而，只能进行仰卧位的手术。患者最终进行了 VASER 辅助腹壁脂肪整形术，仅对正面进行了形体雕塑，均在仰卧位下完成。肿胀液为 1 mL 1∶1 000 肾上腺素 +1 L 乳酸林格液，注射速度为 400 mL/min，整个腹部区域均匀注入 3 L 肿胀液。使用 3.7 mm 五环 VASER 探针，在脉冲模式下，以 80% 的能量水平治疗 7 分钟。使用 4.6 mm、3.7 mm 和 3.0 mm 的 VentX 吸脂针进行抽吸，抽取的总容量为 1 600 mL。脐上区域，旁正中腹部皮瓣的分离仅限于腹直肌区域。腹直肌分离的修复仅延伸至腹白线外缘。术后 6 个月的效果如图 6.17a～d 所示。

　　一名 40 岁的肥胖女性患者，面诊发现腹部松弛和严重的躯干脂肪堆积，期望减少脂肪和改善形体轮廓。建议行 VASER 辅助腹壁脂肪整形术及包括腰背部的环周脂肪抽吸术。手术在全麻下进行。肿胀液为 1 mL 1∶1 000 肾上腺素 +1 L 乳酸林格液，注射速度为

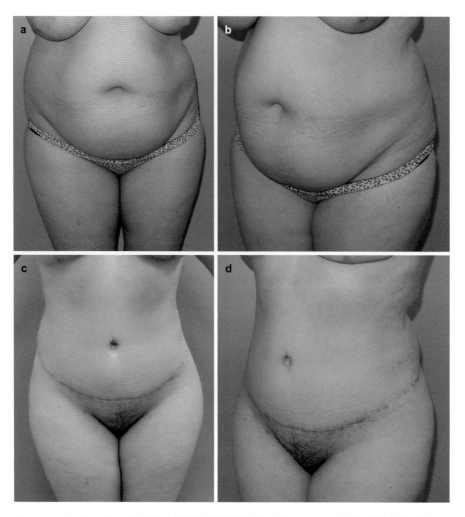

图 6.17　24 岁女性，VASER 辅助腹壁脂肪整形术后 6 个月，仅在仰卧位行前躯干塑形。术前外观（a、b）。术后 6 个月的外观（c、d）。请注意（b、d）在未行环周 VAL 的情况下，背部脂肪卷和腰线塑形不完全。

400 mL/min，腹部区域注入 2 L，腰背部注入 4 L。腹部采用 3.7 mm 五环 VASER 探针，在脉冲模式下，以 80% 的能量水平治疗 5 分钟，腰背部采用 3.7 mm 双环探针，在连续模式下，以 80% 的能量水平治疗 10 分钟。使用 4.6 mm、3.7 mm 和 3.0 mm 的 VentX 吸脂针进行抽吸，抽取的总容量为 3 800 mL。环周 VAL 抽吸能够去除大容量的脂肪，形成线条分明的腰围。术后 1 年的效果如图 6.18a～d 所示。

并发症

　　VASER 辅助脂肪抽吸手术的并发症需要分为超声能量应用相关的并发症和脂肪抽吸手术相关的并发症。脂肪抽吸手术最常见的并发症包括抽吸量不足、抽吸过度或不规则抽吸[22]。抽吸量不足通过二次抽吸修复矫正，抽吸过度可能需要脂肪移植，不规则抽吸有时需要二次抽吸或脂肪移植，有时还需要结合外源性超声治疗[23]。VAL 术后感觉异常、慢性

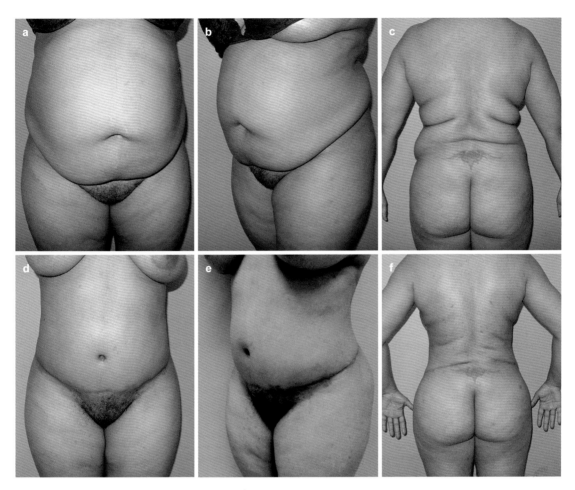

图 6.18 40 岁肥胖女性，VASER 辅助腹壁脂肪整形术及环周 VAL 术后 1 年。术前外观（a、b、c），术后 1 年的外观（d、e、f）。请注意（b、e）背部卷状畸形的改善和腰围的完全塑形。

水肿和瘀斑通常是自限性的，且发生率小于传统 SAL。补液、DVT 和体温过低相关的并发症在本书麻醉章节中另作详细讨论。VAL 术后血清肿通常是由于作用时间延长或装置参数设置过高，导致向组织释放过多超声波能量所致。若遵循临床指南推荐的设置和超声释放时间，则罕有发生。持续性血清肿需要行抽吸和压迫治疗。

结　论

　　VASER 辅助躯干脂肪抽吸手术出血较少，术后恢复快，可以精确地进行美学塑形，是一种安全有效的躯干塑形方法。据报道，腹壁脂肪整形术能达到更和谐的美学效果，且其并发症总体发生率低于传统的腹壁整形术。

参考文献

[1] The American Society for Aesthetic Plastic Surgery. Cosmetic Surgery National Data Bank, Procedural Statistics; 2017.

[2] Rohrich RJ, Beran SJ, Kenkel JM. Abdomen. In: Rohrich RJ, Beran SJ, Kenkel JM, editors. Ultrasound-assisted

liposuction. St. Louis: Quality Medical Publishing; 1998. p. 195–214.

[3] Garcia O, Nathan N. Comparative analysis of blood loss in suction-assisted lipoplasty and third generation internal ultrasound-assisted lipoplasty. Aesthet Surg J. 2008; 28: 430–5.

[4] Garcia O. Comparison of blood loss in suction-assisted lipoplasty and third generation ultrasound-assisted lipoplasty. In: Shiffman MA, Di Giuseppi A, editors. Body contouring: art, science and clinical practice. Berlin: Springer; 2010. p. 565–73.

[5] Hoyos AE, Prendergast PM. Muscular and surface anatomy. In: Hoyos AE, Prendergast PM, editors. High definition body sculpting: art and advanced lipoplasty techniques. Berlin: Springer; 2014. p. 19–39.

[6] Klein JA. The tumescent technique for liposuction surgery. Am J Cosmet Surg. 1987; 4: 263–7.

[7] Fodor PB. Wetting solutions in aspirative lipoplasty: a plea for safety in liposuction. (Editorial). Aesthet Plast Surg. 1995; 19: 379.

[8] Rohrich RJ, Beran SJ, Fodor PB. The role of subcutaneous infiltration in suction-assisted lipoplasty: a review. Plast Reconstr Surg. 1997; 99: 514–9.

[9] Garcia O. Liposuction of the upper and lower extremities. In: Aly A, Nahas F, editors. The art of body contouring: a comprehensive approach. New York: Thieme Medical Publishers; 2017. p. 361–95.

[10] De Jong RH. Titanic tumescent anesthesia. Dermatol Surg. 1998; 24: 689–92.

[11] Trott SA, Stool LA, Klein KW. Anesthetic considerations. In: Rohrich RJ, Beran SJ, Kenkel JM, editors. Ultrasound-assisted liposuction. St. Louis: Quality Medical Publishing; 1998. p. 69–84.

[12] Saldanha OR, Souza Pinto EB, Matos WN Jr, et al. Lipoabdominoplasty without undermining. Aesthet Surg J. 2001; 21: 518–26.

[13] Saldanha OR. Lipoabdominoplasty with selective and safe undermining. Aesthet Plast surg. 2003; 27(4): 322–7.

[14] Saldanha OR. Lipoabdominoplasty: the Saldanha technique. Clin Plast Surg. 2010; 37: 469–81.

[15] Graf R, Reis de Araujo LR, Rippel R, et al. Lipoabdominoplasty: liposuction with reduced undermining and traditional abdominal skin flap resection. Aesthet Plast Surg. 2006; 30: 1–8.

[16] Samra S, Sawh-Martinez R, Barry O, Persing JA. Complication rates of lipoabdominoplasty versus traditional abdominoplasty in high risk patients. Plast Reconstr Surg. 2010; 125(2): 683–90.

[17] Di Martino M, Nahas FX, Barbosa MVJ, et al. Seroma in lipoabdominoplasty and abdominoplasty: a comparative study using ultrasound. Plast Reconstr Surg. 2010; 126(5): 1742–51.

[18] Costa-Ferreira A, Rebelo M, Vazconez LO, Amarante J. Scarpa fascia preservation during abdominoplasty: a prospective study. Plast Reconstr Surg. 2010; 125(4): 1232–9.

[19] Garcia O. Ultrasonic liposuction. In: Rubin JP, Jewell ML, Richter DF, et al., editors. Body contouring and liposuction. Philadelphia: Saunders; 2013. p. 543–58.

[20] Garcia O. Liposuction for body contouring: discussion. In: Cohen MN, Thaller SR, editors. The unfavorable result in plastic surgery: avoidance and treatment. New York: Thieme Medical Publishers; 2018. p. 451–5.

[21] Spring MA. Use of a lysine-derived urethane surgical adhesive as an alternative to progressive tension sutures in abdominoplasty patients: a cohort study. Aesthet Surg J. 2018; 38: 1318–29.

[22] Toledo LS, Mauad R. Complications of body sculpture: prevention and treatment. Clin Plast Surg. 2006; 33(1): 1–11.

[23] Garcia O, Schafer M. The effects of non-focused external ultrasound on tissue temperature and adipocyte morphology. Aesthet Surg J. 2013; 33: 117–27.

本章配套视频资料，请扫描上方二维码观看。

第七章

男性乳房发育的 VASER 辅助脂肪抽吸术

VASER-Assisted Liposuction of Gynecomastia

Onelio Garcia Jr. ｜ 张雨薇 译

　　男性乳房发育是男性乳房腺体组织良性增生导致乳房明显增大。文献报道其病因有多种[1-3]，如肝硬化、性腺功能减退、睾丸肿瘤、肾脏疾病和某些药物等。但其实大多数病例是特发性的，无论成年人还是青春期后的青少年。文献报道的发病率有很大差异，各个作者对此仍存在重大争议。据报道，成年男性的患病率为 32%～65%[4, 5]，而青少年的患病率为 4%～69%[6, 7]。男性乳房发育的矫正手术目前被列为第三常见的男性美容外科手术。2017 年经委员会认证整形外科医生所报道的病例总量超过 20 000 例[8, 9]。

　　文献中报道了许多用于矫正男性乳房发育的手术方法。在过去的 20 年间，脂肪抽吸联合腺体切除的技术，凭借其良好稳定的美学效果及隐蔽小切口未显露手术痕迹等优势，被广泛接受。1994 年，Rosenberg[10] 报道单纯脂肪抽吸术治疗男性乳房发育获得良好结果，其采用锐性抽吸针可同时去除腺体组织。Morselli[11] 描述了传统负压脂肪抽吸术（SAL）结合"牵拉-穿入"技术去除腺体。数年后，Bracaglia[12] 发表了使用类似技术的经验，并报道了良好稳定的结果。Ramon 等人[13] 则使用超声辅助脂肪抽吸术（UAL）替代先前的"牵拉-穿入"技术，效果良好。Ramon 等人[14] 在 2005 年将内窥镜可视化的概念引入到上述技术中。几年后，Lista 和 Ahmad[15] 报道了动力辅助脂肪抽吸术（PAL）联合类似的"牵拉-穿入"技术。作者目前采用类似技术，使用 VASER 辅助脂肪抽吸术（VAL）去除脂肪。

术前考虑

　　由于大多数接受男性乳房发育评估的患者患有特发性成年男性乳房发育或青春期后特发性男性乳房发育，因此不建议进行广泛的激素检查，除非高度怀疑潜在异常或其他影响因素（如药物）。最近 Malhotra 等人[16] 报道了纳入 197 名患者的一个系列研究并得出结论：常规内分泌检查价值不大。超过 16 岁仍保持男性乳房发育的患者应将手术作为主要治疗方法。在大多数情况下，术前准备通常包括详细的病史采集、体格检查及常规术前实验室检查。进一步的诊断检查，例如激素研究、基因核型分析或影像学研究，仅用于在常规术前筛查中发现异常的患者。Rohrich 等人[17] 报道了男性乳房发育的处理措施及其评估和治疗的策略。

O. Garcia Jr. (✉)
Division of Plastic Surgery, University of Miami, Miller School of Medicine, Miami, FL, USA

　　一些病例偶尔会出现单侧男性乳房发育，应该排除罕见的男性乳腺癌。男性乳腺癌约占所有乳腺癌的 1%，通常表现为单侧乳房致密结节，可位于乳房任一部位，并非仅位于乳头乳晕复合体下方。它与高雌激素使用、隐睾症、Klinefelter 综合征、睾丸切除术后或辐射暴露有关。男性乳腺癌的平均年龄为 65 岁，但各个年龄段都有报道，与 *BRCA-1* 和 *BRCA-2* 基因有关[18]。临床症状可能包括乳头内陷，伴或不伴有血性乳头溢液和皮肤凹陷。高危患者或有男性乳腺癌相关体征的患者应接受乳房 X 线检查，以区分男性乳房中的良性、恶性肿块，其灵敏度 > 90%[19]。

　　患者以正位、左右前斜位和左右侧位进行术前摄影（图 7.1a～e）。术前标记在站立位进行，扩展至乳房的解剖边界外，须包括胸部的所有脂肪堆积区域（图 7.2）。向下扩展更为重要，超出乳房下皱襞延伸至上腹部，以便去除清晰明确的乳房下皱襞。

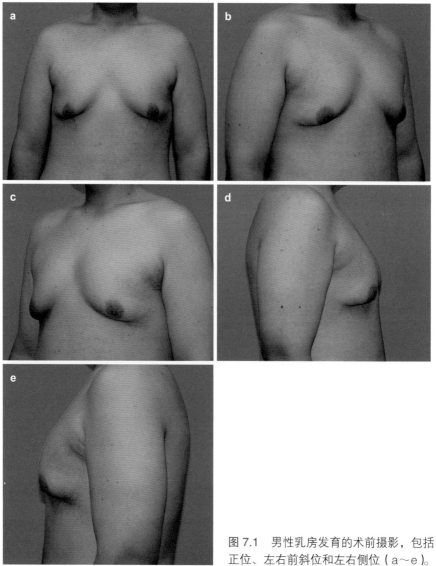

图 7.1　男性乳房发育的术前摄影，包括正位、左右前斜位和左右侧位（a～e）。

图 7.2　男性乳房发育的常规术前标记。

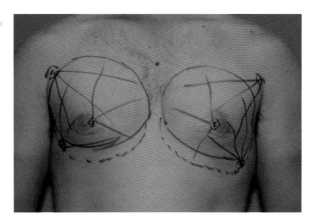

手术技术

通常在全身麻醉下进行手术。使用 15 号刀片在乳房下皱襞外侧和乳晕下边界分别作 3～4 mm 切口入路。全身麻醉病例的肿胀液配方为 1 mL 1∶1 000 肾上腺素 +1 L 乳酸林格液（室温）。输液泵以 300 mL/min 的速度将肿胀液均匀注入整个乳房和胸部区域，真皮下层充分肿胀后停止注射（通常每侧为 700～900 mL）。虽然有专门针对男性乳房发育设计的"子弹头超声波探针"，但作者认为这些探针与单环 VASER 探针破坏性过大，并不适用于男性乳房发育典型病例的治疗。我采用双环 VASER 探针（Solta Medical, Bothell, WA）在连续模式下，以 80%～90% 的能量水平进行治疗。VASER 暴露时间为 1 min/100 mL 预期抽吸量部位（典型的

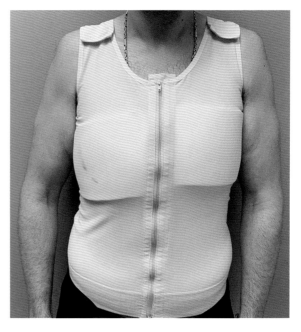

图 7.3　男性乳房发育切除术后使用的弹力塑形衣。

VASER 时间为每侧 3～4 分钟）。使用 3.7 mm 的 VentX（Solta Medical, Bothell, WA）抽吸针抽吸脂肪，使用 3 mm 的 VentX 吸脂针抽吸浅层。通过切口入路采用"牵拉–穿入"技术去除腺体纤维组织。虽然很多抓取钳或夹钳便于去除男性乳房腺体组织，但我发现在大多数情况下肌腱钳的效果很好。不建议使用 Toledo 叉形吸脂针等锐头吸脂针，其组织创伤很大，会导致术后更多的瘀斑。用钝头小弯剪直接剪掉残留的纤维腺体组织。大量肿胀液产生的明显高静水压和肾上腺素对组织的效应，极大程度减少了出血。术后敷料包括 TopiFoam 敷料和塑形背心（图 7.3）。手术为门诊手术，患者在术后第 3 天进行首次随诊。根据抽吸量，塑形衣的穿戴时间为 1～2 个月。患者通常在术后 5 天恢复工作，在 1 个月内避免剧烈运动。

并发症

在知情同意过程中，应告知患者术后可能有血肿、感染、明显瘢痕、乳头乳晕凹陷畸形、凹凸不平、皮肤灼伤，以及乳头或乳房皮肤感觉变化。该技术使用大量含肾上腺素的室温肿胀液，可有效避免出血和血肿，与开放式切除术相比，其并发症其实非常罕见。

手术效果

一名 26 岁男性，患有持续性特发性双侧男性乳房发育，建议采用 VASER 辅助脂肪抽吸术，通过"牵拉-穿入"技术去除乳晕下纤维腺体组织。手术在门诊全麻下进行。肿胀液为 1 mL 1∶1 000 肾上腺素 +1 L 乳酸林格液（室温），输注速度为 300 mL/min，注入量为每侧 750 mL。采用 3.7 mm 双环 VASER 探针，在连续模式下，以 80% 的能量水平释放超声，每侧乳房持续 3 分钟。使用 3.7 mm 的 VentX 吸脂针抽吸深层组织，3 mm 的 VentX 吸脂针抽吸浅层。抽吸物中的上浮脂肪量为每侧 175 mL。脂肪组织抽吸完毕，采用"牵拉-穿入"技术切除纤维腺体成分。术后 6 个月的效果如图 7.4a～f 所示。乳晕下腺体组织和 VASER 脂肪抽吸物如图 7.4g、h 所示。

一名 44 岁健康男性患者，有长期无症状男性乳房发育病史，面诊要求改善其胸部形态。建议采用 VASER 辅助男性乳房发育切除术。手术在门诊全麻下进行。按照作者全身麻醉的肿胀液配方，以 300 mL/min 的速度输注双乳，每侧总注入量为 800 mL。使用 3.7 mm 双环 VASER 探针，在连续模式下，以 90% 的能量水平，每侧乳房治疗 4 分钟。使用 3.7 mm 的 VentX 吸脂针抽吸深部组织，3 mm 的 VentX 吸脂针抽吸浅层脂肪。总抽吸量：右侧 370 mL，左侧 300 mL。乳晕下方的纤维腺体组织体积很大，无法通过 4 mm 切口入路拉出，因此采用乳晕下切口切除组织。术后 1 年效果如图 7.5a～f 所示。组织标本和抽吸物如图 7.5g、h 所示。

一名 24 岁强壮男性，因左乳男性乳房发育伴疼痛就诊。建议其采用 VASER 辅助脂肪抽吸术，并通过"牵拉-穿入"技术取出乳晕下纤维腺体组织。手术在门诊全麻下进行。按照作者全身麻醉的肿胀液配方，以 300 mL/min 的速度输注左乳，总量为 600 mL。使用 3.7 mm 双环 VASER 探针，在连续模式下，以 80% 的能量水平治疗 3 分钟。使用 3.7 mm 的 VentX 吸脂针抽吸深部组织，3 mm 的 VentX 吸脂针抽吸浅层脂肪。抽吸总量为 300 mL 脂肪，然后用"牵拉-穿入"技术取出腺体组织。术后 1 个月的效果如图 7.6a～f 所示。组织标本和抽吸物如图 7.6g、h 所示。

一名 26 岁男性健美运动员，面诊时罹患双侧男性乳房发育伴疼痛 4 年，既往注射数次合成代谢类固醇。建议采用 VASER 辅助脂肪抽吸术，并通过"牵拉-穿入"技术切除纤维腺体组织。患者想要缩小他的乳房体积并减轻相关不适，但同时希望保留健美的胸部形态。手术在门诊全麻下进行。按照作者全身麻醉的肿胀液配方，以 300 mL/min 的速度输注双乳，每侧总注入量为 800 mL。使用 3.7 mm 双环 VASER 探针，在连续模式下，以 90% 的能量水平治疗两侧各 3 分钟。使用 3.7 mm 的 VentX 吸脂针抽吸深部组织，3 mm 的 VentX 吸脂针抽吸浅层脂肪。每侧吸出的上浮脂肪量约为 280 mL。术后 6 个月时的效果如图 7.7a～f 所示。乳晕下纤维腺体组织和 VASER 脂肪抽吸物如图 7.7g、h 所示。

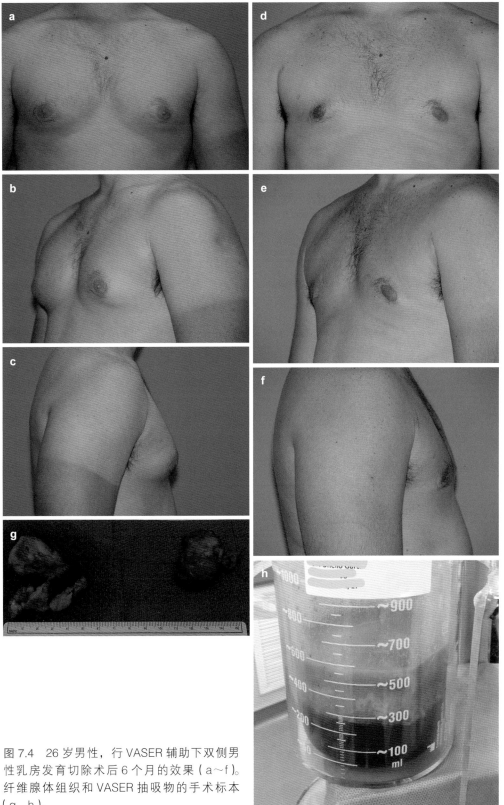

图 7.4　26 岁男性，行 VASER 辅助下双侧男性乳房发育切除术后 6 个月的效果（a~f）。纤维腺体组织和 VASER 抽吸物的手术标本（g、h）。

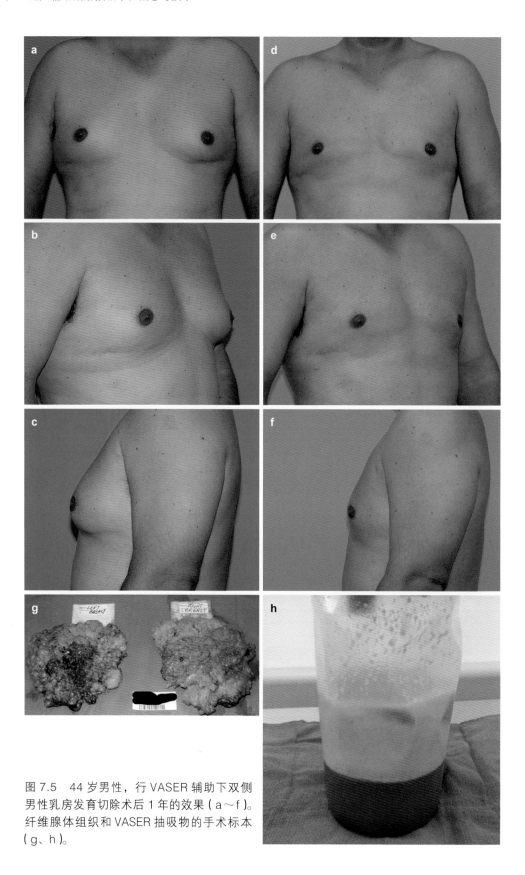

图 7.5　44 岁男性，行 VASER 辅助下双侧男性乳房发育切除术后 1 年的效果（a～f）。纤维腺体组织和 VASER 抽吸物的手术标本（g、h）。

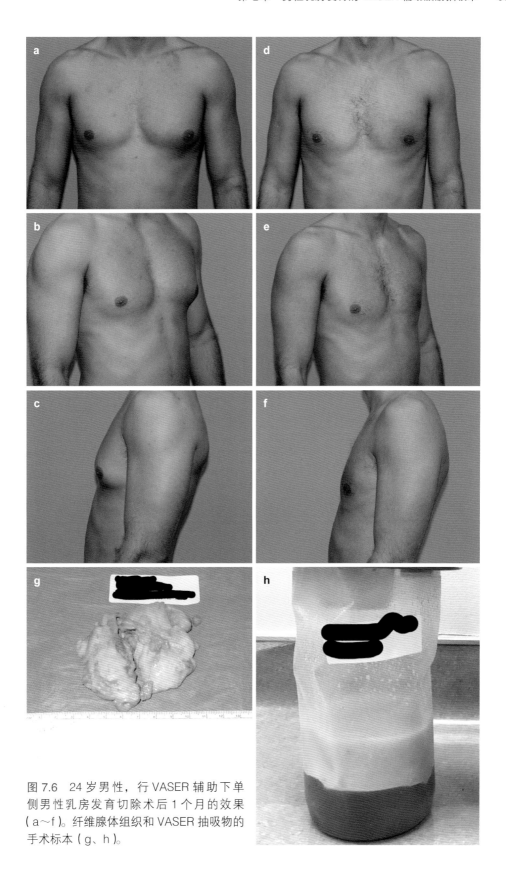

图 7.6　24 岁男性，行 VASER 辅助下单侧男性乳房发育切除术后 1 个月的效果（a～f）。纤维腺体组织和 VASER 抽吸物的手术标本（g、h）。

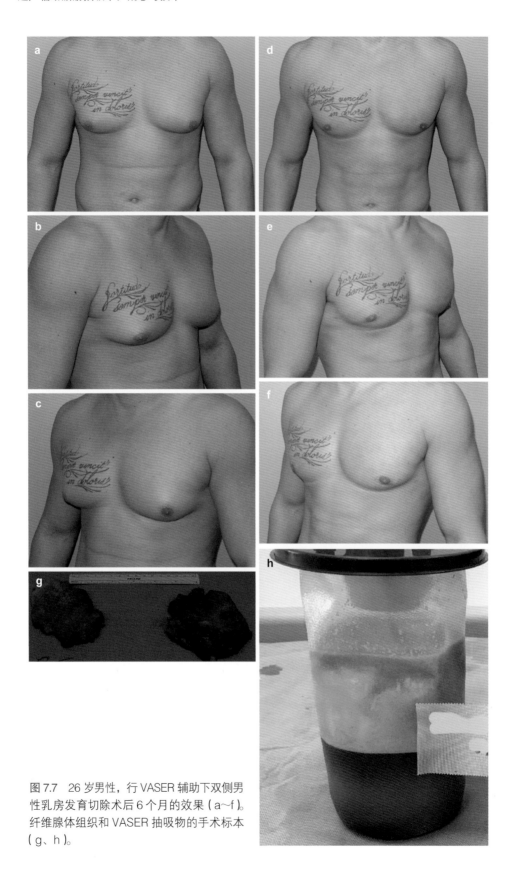

图 7.7　26 岁男性，行 VASER 辅助下双侧男性乳房发育切除术后 6 个月的效果（a～f）。纤维腺体组织和 VASER 抽吸物的手术标本（g、h）。

结　论

作者认为，男性乳房发育病例，若无需切除皮肤，其首选矫正方式为 VASER 辅助脂肪抽吸术联合改良"牵拉-穿入"技术切除腺体。该方式安全有效，美学效果良好，且术后恢复时间较短。

参考文献

[1] Glass AR. Gynecomastia. Endocrinol Metab Clin N Am. 1994; 23: 825−37.

[2] Brownstein GD. Clinical practice. Gynecomastia. N Engl J Med. 2007; 328: 1229−37.

[3] Neuman JF. Evaluation and treatment of gynecomastia. Am Fam Physician. 1997; 55: 1835−44.

[4] Niewoehner CB, Nuttal FQ. Gynecomastia in a hospitalized male population. Am J Med. 1984; 77: 633−8.

[5] Carlson HE. Gynecomastia. N Engl J Med. 1980; 303: 795−9.

[6] Lee PA. The relationship of concentration of serum hormones to pubertal gynecomastia. J Pediatr. 1975; 86: 212−5.

[7] Harlan WR, Grillo GP, Cornoni-Huntley J, et al. Secondary sex characteristics in boys 12−17 years of age: the US health examination survey. J Pediatr. 1979; 95: 293−7.

[8] The American Society for Aesthetic Plastic Surgery. Cosmetic Surgery National Data Bank, Procedural Statistics; 2017.

[9] The American Society of Plastic Surgeons Statistics Report: ASPS National Clearinghouse of Plastic Surgery Procedural Statistics; 2017.

[10] Rosenberg GJ. A new cannula for suction removal of parenchymal tissue of gynecomastia. Plast Reconstr Surg. 1994; 94(3): 548−51.

[11] Morselli PG. "Pull through": a new technique for breast reduction in gynecomastia. Plast Reconstr Surg. 1996; 97: 450−4.

[12] Bracaglia R, Fortunato R, Gentileschi S, et al. Our experience with the so-called pull-through technique for the management of gynecomastia. Ann Plast Surg. 2004; 53: 22−6.

[13] Hammond DC, Arnold JF, Simon AM, et al. Combined use of ultrasonic liposuction with the pull-through technique for the treatment of gynecomastia. Plast Reconstr Surg. 2003; 112: 891−5.

[14] Ramon Y, Fodor L, Peled IJ, et al. Multimodality gynecomastia repair by cross-chest power-assisted superficial liposuction combined with endoscopic-assisted pull-through excision. Ann Plast Surg. 2005; 55: 591−4.

[15] Lista F, Ahmad J. Power-assisted liposuction and the pull-through technique for the treatment of gynecomastia. Plast Reconstr Surg. 2008; 121: 740−7.

[16] Malhotra AK, Amed S, Bucevska M, et al. Do adolescents with gynecomastia require routine evaluation by endocrinology? Plast Reconstr Surg. 2018; 142: 9e−16e.

[17] Rohrich RJ, Ha RY, Kenkel JM, et al. Classification and management of gynecomastia: defining the role of ultrasound-assisted liposuction. Plast Reconstr Surg. 2003; 111: 909−23.

[18] Niewoehner CB, Schorer AE. Gynaecomatia and breast cancer in men. BMJ. 2008; 336: 709−13.

[19] Evans GFF, Anthony T, Applebaum AH, et al. The diagnostic accuracy of mammography in the evaluation of male breast disease. Am J Surg. 2001; 181: 96−100.

第八章

四肢的轮廓塑形

Contouring of the Extremities

Onelio Garcia Jr. | 陈 瞧 译

躯干是患者最期望进行脂肪抽吸的区域，然而基于作者的经验，无论是单独还是联合其他区域，四肢约占脂肪抽吸手术的 40%。由于四肢脂肪堆积的特点，其形体塑形的技术难度高于躯干区域。四肢是三维圆柱体结构，呈不均匀分布的区域化脂肪堆积。因此，无论使用传统负压辅助脂肪抽吸（SAL）还是 VASER 辅助脂肪抽吸（VAL），四肢环周脂肪抽吸术后美学效果都远高于"局部脂肪抽吸"。

第三代形体塑形超声（VASER）自 2001 年被引入脂肪抽吸领域。自此之后，该设备历经几次升级，目前被认为是超声脂肪抽吸术中最先进的设备。与上一代超声脂肪抽吸设备相比，该设备能够快速实现脂肪的乳化，同时向组织释放的超声能量显著减少[1]。超声辅助脂肪抽吸（UAL）出现并发症的主要原因是将过高超声能量传递到组织中，这与早期 UAL 设备本身的特点相关。此后，许多研究报道了使用 VASER 能改善美学效果，同时降低并发症发生率和减少失血[2-4]。作者从业 33 年间，开展了共计数千例脂肪抽吸手术。因为 VAL 并发症发生率低、术中失血少，更容易进行精细入微的雕刻，在近 16 年内作者已广泛开展 VAL 手术。

Rohrich、Beran 和 Kenkel 评估了 UAL 和 SAL 在多处解剖区域的手术效果[5]。他们将 UAL 对大腿和手臂的疗效评价为"好"到"极好"，对小腿的疗效评价为"一般"到"好"，对脚踝的疗效评价为"一般"到"无效"。而作者认为 VAL 对手臂、大腿和小腿形态塑形的效果均被评为"优秀"。目前的总体经验表明，所有 UAL 在小腿区域应用的效果都很差，因此建议小腿为 UAL 禁用区域。

术前考虑

下肢脂肪抽吸的患者绝大多数是女性。女性下肢脂肪堆积的典型部位是大腿上外侧的所谓"马裤畸形"（臀外侧凹陷下方和髂胫束上方的区域），臀下区域的"香蕉卷畸形"（从臀下皱襞延伸至大腿后粘连区，并与大腿上外侧区横向融合）和大腿内上侧（从腹股沟内侧皱襞延伸至大腿内侧粘连区）。为了达到更协调的女性化效果，除环周脂肪抽吸塑形外，更重

O. Garcia Jr. (✉)
Division of Plastic Surgery, University of Miami, Miller School of Medicine, Miami, FL, USA

要的是要将大腿与臀部、髋部交界区流畅过渡。Vartanian 等人[6] 近期报道了大腿的理想标准，该研究基于众包评估，评价理想大腿及其与髋部和臀部区域的美学关系。其从侧位和后位角度评价大腿–臀部美学。从侧位角度评价股臀比。测量值"a"指臀下皱襞平面的大腿–臀交界水平距离，测量值"b"指从大腿前侧到臀最突点的水平距离。通过这些测量，研究对象发现最具吸引力的大腿外侧与臀部的比率为 0.8，其次是 0.6。从后位角度看，大腿–臀交界处的角度用角 θ 表示，角 θ 是髂前上棘到转子间嵴的经线，再向外转，与大腿–臀部形成的凸面相切的线，与大腿–臀最突点到大腿–臀交界处的斜线相交。研究发现最具吸引力的大腿–臀相接角度为 170°，其次是 155°。总而言之，被调查者认为最具吸引力的大腿形态具有较大的股臀比。这项研究包括了 1 000 多份问卷，男性和女性几乎对半分布，代表了所有成年年龄组和多个种族。如 Ali[7] 所言，上述发现意味着人们不再认同喜爱修长大腿的传统观念。整形外科医生应该顾及大众的审美偏好，最为重要的是，抽吸塑形时要注意大腿与臀部、髋部交界区流畅过渡。

大腿有 5 处粘连区域，为脂肪抽吸的禁忌区：① 臀下皱襞；② 腘窝皱襞以上的大腿远端后侧；③ 大腿下外侧髂胫束区域；④ 臀外侧凹陷；⑤ 大腿内侧中部区域。若在禁忌区使用超声探针或吸脂针通常会导致形体畸形。一些经验丰富的形体雕塑外科医生偶尔会对大腿内侧的粘连区域进行破例处理。对于重度脂肪堆积的患者，作者通常适当抽吸大腿中内侧区域的脂肪，使大腿内上区与膝盖内侧区过渡流畅，从而获得更为美观的效果。大腿脂肪抽吸术前经典标记如图 8.1a～d 所示；粘连区域用红色标出，脂肪抽吸区域用绿色标出。

Gilliland 和 Lyos[8] 在概念上将上肢划分为 3 个区域：前内侧、前外侧和后外侧，以便于制订上肢塑形方案。上肢的大部分脂肪堆积位于后外侧区域，前外侧区域有少量脂肪、前内侧区域脂肪最少。上肢脂肪抽吸主要是抽吸后外侧和前外侧区域。绝大多数患者前内侧区域掐持试验通常 < 1 cm，去除脂肪会导致凹凸不平，因而该区域为相对禁忌区。

超声探针和吸脂针都沿着手臂的长轴纵向运行。入路切口，特别是 VAL 或 UAL，应设计在腋后皱襞及肘关节桡侧，以免损伤尺神经。当超声探针通过腋窝入路切口近端置入时，外科医生应避免在肘关节尺侧移动探针尖端。当探针通过肘关节桡侧远端置入时，外科医生应避免将探针尖端移动至腋窝。典型的手臂脂肪抽吸术前标记如图 8.2a、b 所示，脂肪抽吸区域为绿色，避免抽吸区域为红色。

适应证

患者的选择一直是脂肪抽吸手术最重要的考虑因素之一。在传统脂肪抽吸术早期，整形外科医生就了解到，为了获得良好稳定的美学效果、避免并发症，他们必须严格遵循患者选择标准。当时的选择标准包括：相对年轻、健康；术前体重接近标准体重；边界清晰的局部脂肪堆积。第三代超声设备（VAL）使整形外科医生能够拓展患者的选择标准。作者经常使用 VAL 对超重的健康患者进行大容量脂肪抽吸，其脂肪堆积界限不清且皮肤质地尚可。在表 8.1 我们列举了有参考价值的大腿塑形患者选择标准。

大腿脂肪抽吸手术的最佳适应证依旧是：接近标准体重、下肢脂肪较躯干比例过高者。大腿内上侧脂肪比较松软，被覆真皮菲薄，而大腿外上侧脂肪则致密呈纤维化，被覆真

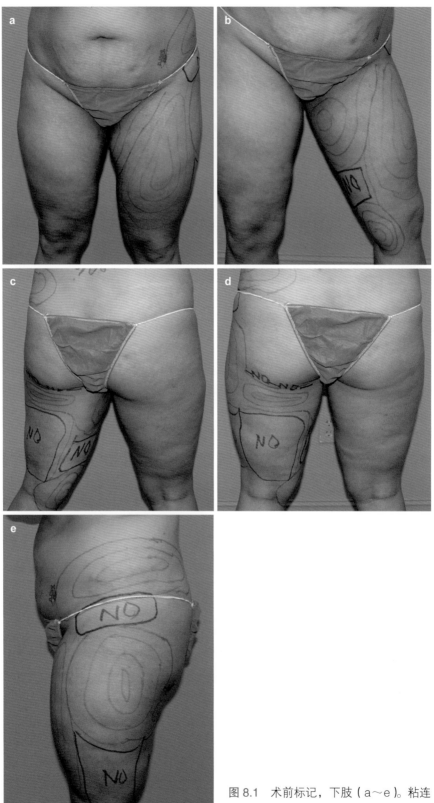

图 8.1　术前标记，下肢（a～e）。粘连区域用红色标出。

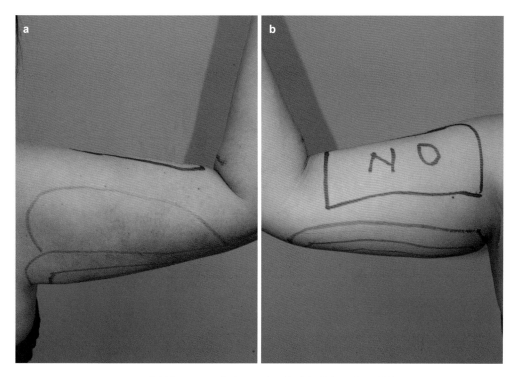

图 8.2　术前标记，上肢（a、b）。应避免在标红色区域抽吸。

表 8.1　大腿轮廓塑形手术：患者选择标准

类型	皮肤质地	脂肪堆积程度	推荐方式
Ⅰ	良好	中度	VAL，UAL，或者 SAL
Ⅱ	中度松弛	中度	VAL 或者 UAL
Ⅲ	中度松弛	轻度	大腿整形术
Ⅳ	显著松弛	中度至重度	VAL 辅助大腿整形术

VAL：VASER 辅助脂肪抽吸术；UAL：超声辅助脂肪抽吸术；SAL：负压辅助脂肪抽吸术。

皮较厚。由于两者解剖上的差异，前者不适合脂肪抽吸塑形，而后者则适合抽吸塑形。大腿塑形术后效果不佳的最常见原因是患者选择不当、过度抽吸导致的皮肤过度松弛和凹凸不平畸形。需要明确的是，若患者大腿内侧皮肤明显松弛或脂肪较少（掐持试验 < 2 cm），则禁忌抽吸脂肪（无论是 SAL 或 VAL）。而建议实施大腿整形术这样的切除类手术。若患者大腿皮肤松弛合并显著脂肪堆积，作者通常采用 VASER 辅助大腿整形术。这种术式适用于大面积皮肤松弛的大腿，因为减少组织分离的范围，缩减了死腔，并保留了大部分淋巴回流。血清肿形成和伤口愈合不良等与开放性切除和组织广泛分离相关的并发症显著减少。

　　基于上肢塑形手术的术前规划提出的分类都有一个共同点：上臂多余脂肪与被覆皮肤之间关系的比较。无论上臂脂肪量的多少，皮肤质地差者通常都需要开放性收紧手术，以便正确塑造上臂形态。对于上臂皮肤质地差和脂肪大量堆积的患者，最佳治疗是 VASER 辅助上臂整形术。该方法美学效果良好，并发症少，是一种高效的上臂塑形方法。在使用 VAL 抽取脂肪后，上臂直径明显减小，无需分离组织即可切除多余的皮肤，从而避免了死腔形成。由于上臂真皮相对较薄，VAL 超声探针直径较小，比 UAL 具有优势，其可以向组织释放非常低的超声能量，即可适当乳化脂肪[9]。上臂塑形手术的患者选择标准见表 8.2。

表 8.2　手臂轮廓塑形手术：患者选择标准

类型	皮肤质地	脂肪堆积程度	推荐方式
I	良好	中度	VAL，UAL，或者 SAL
II	中度松弛	中度	VAL 或者 UAL
III	中度松弛	轻度	上臂整形术
IV	显著松弛	中度至重度	VAL 辅导下的上臂整形术

VAL：VASER 辅助脂肪抽吸术；UAL：超声辅助脂肪抽吸术；SAL：负压辅助脂肪抽吸术。

患者评估

自 VAL 问世以来，患者的选择标准逐年拓展，然而候选患者的健康状况是亘古不变的选择标准。如同其他选择性的美容手术，脂肪抽吸适用于身体状况相对良好的健康个体。从心理学的角度来看，最重要的是，患者能够理解手术的局限性，并对预期结果建立客观的期望。若患者的身体和心理符合选择性美容手术的要求，整形外科医生就可以确定其是否为脂肪抽吸的适应证。对于拟进行塑形手术的特定解剖区域，最重要的评估因素是脂肪堆积程度及其被覆皮肤的质地。

患者在站立位下进行评估。上肢呈肩关节外展 90°、肘关节弯曲 90° 的姿势。下肢从前、后、侧位和斜位多个角度被评估。在评估中，最需要注意的是脂肪堆积程度及其被覆皮肤的质地。奶酪样畸形、萎缩纹、静脉曲张、毛细血管扩张、形态畸形和不对称的存在也不容忽视。多年来，作者将所有的测量数据记录在患者形体塑形数据表（含身体示意图）上，以利于与患者更好的交流。目前作者使用的是 TouchMD 系统，可以在智能屏幕上将测量结果直接标记在患者的高清图像上。医患双方共同在大屏幕上观看后，患者获取登录密码，能从家中电脑访问其个人电子照片文件，包括术前照片和标记图片。作者发现这项技术对形体塑形手术的面诊过程极为珍贵，因为患者能够在家中舒适地重新审视面诊结果。据作者的经验，有超过 95% 的患者在术前从家里登录查看其照片文件，因而对其拟行的手术更为了解。将术前照片存储在系统中，以便之后将术后中期和最终照片进行准确比较。上肢保持肩关节外展 90°、肘关节弯曲 90°，前后位拍摄照片（图 8.3a、b）。下肢在前、后、侧、前斜和后斜位拍摄照片（图 8.4a～h）。外科医生一般会在手术前与患者一起查看照片，指出并标记出任何可能存在的形体不规则或不对称。术前标记的照片可用来记录脂肪抽吸范围和标记等高线的特定区域。

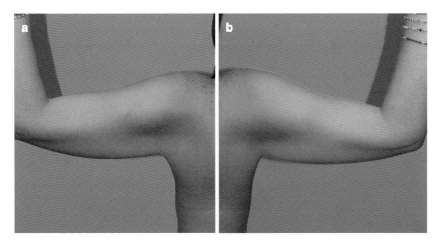

图 8.3　上肢术前照片（a、b）。

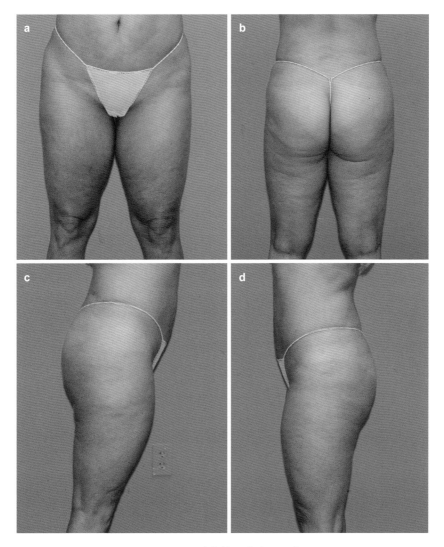

图 8.4　下肢术前照片（a~h）。

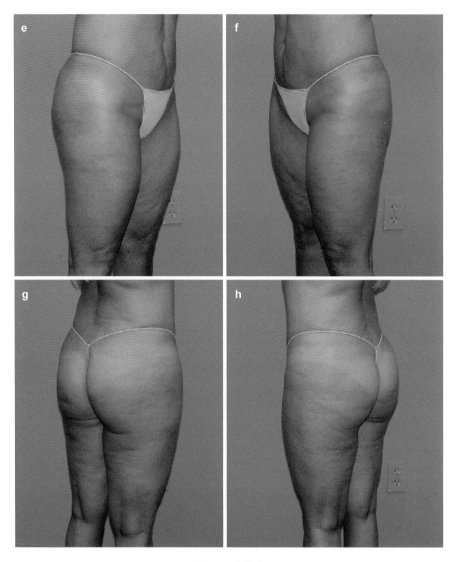

图 8.4（续）

计划与准备

　　拟行形体塑形手术时，摄影标准的一致性至关重要。为了确保手术前后照片对比精确，焦距、定位、灯光和背景等细节至关重要。应向患者提供拟行手术的详尽信息，使其能够依照知情同意书的正确流程，对手术作出明智决定。除告知患者麻醉的常规风险之外，尚需告知与 SAL 和 VAL 相关的手术风险：需要二次手术矫正的外观畸形或不对称、感染、出血、瘢痕、皮肤色素沉积或减退、感觉改变、血清肿、液体过量（肺水肿）、严重脱水（低血容量休克）、慢性疼痛、腹膜穿孔伴深部结构损伤等，以及由于 UAL 或 VAL 可能造成的皮肤软组织烧伤。幸运的是，脂肪抽吸手术的严重并发症发生率很低，最常见的并发症是轻微外观畸形和不对称。大容量脂肪抽吸术的并发症发生率会相应升高。

　　拟行脂肪抽吸手术的患者应该进行全面的术前评估，包括全面的病史和体格检查。手术前停止任何可能影响凝血机制或血小板功能的药物。评估可能导致深静脉血栓形成（DVT）和可能进展为肺栓塞（PE）的所有危险因素也很重要。Grazer 和 de Jong[10] 在对美国整形美容外科医师学会（ASAPS）成员的调查中发现接受脂肪抽吸手术患者的死亡率为 19/10 万，其中约 25% 的死亡是由肺栓塞直接导致的。Temourian 和 Rogers[11] 统计了超过 7.5 万例的脂肪抽吸手术，发现 DVT 的发生率为 33/10 万，确诊 PE 为 12/10 万。应用连续气动压力装置应该是大容量脂肪抽吸的常规程序。切除性形体塑形手术中 DVT 高危患者的治疗方案应该包括预防剂量的低分子肝素，但在常规脂肪抽吸术中，许多整形外科医生并不预防性使用药物，因为这会使出血和术后严重淤血的风险增加，而且在手术过程中经常需要调整体位，很少处于固定体位。术后早期即可下床活动，鼓励患者在手术后的前 2～3 周内增加日常运动。

手术技术

时间许可的话，作者倾向于手术前一天在门诊进行术前标记。使用防水标记笔进行标记，拍照，并与患者一起查看照片，在术前指出可能存在的不对称或外观不规则。这样做有助于患者更好地理解手术计划，避免对拟塑形的范围或切口的位置产生误解。在术前标记阶段，外科医生必须重视切口的位置，因为超声脂肪抽吸手术需要更多较长的切口，置入皮肤保护器。由于超声探针不能弯曲，必须直线抵达治疗区域，手术医生应避免在探针上施加扭曲力。

大部分的大容量脂肪抽吸采用全身麻醉，肿胀液为 1 mL 1∶1 000 肾上腺素 +1 L 乳酸林格液（室温）[12]。大容量脂肪抽吸的肿胀液中不添加利多卡因，以确保安全地注入大容量肿胀液浸润麻醉，而无需担心利多卡因的药物毒性。UAL 和 VAL 都应该在组织中弥散大量肿胀液的条件下进行。小容量超声脂肪抽吸术可以在局部肿胀麻醉下安全进行。在这些情况下，作者在每 1 L 标准肿胀液中加入 30 mL 1% 的利多卡因。尽管一些脂肪抽吸案例报道了使用利多卡因剂量超过 50 mg/kg 而没有出现并发症的情况[13]，但其最安全剂量是不超过 35 mg/kg。

在大容量脂肪抽吸的案例中，亚低温是一种常见现象，这是由于手术中的诸多因素造成的，例如体表大面积暴露、大量肿胀液弥散在皮下间隙、长时间全身麻醉引起的体温调节变化等。在头部和所有其他非手术部位使用 Bair Hugger 患者升温系统，同时在静脉输液中使用液体加热器，有助于保持核心体温，是应对脂肪抽吸患者体温过低的有效方法。

过去常常先在手术台上覆盖无菌单，患者站立位，用聚维酮碘（碘伏）溶液环周消毒，再让患者躺在无菌的手术台上，最后完成剩余区域的铺巾。目前，许多整形外科医生（包括作者）则先进行麻醉，之后将患者安置在合适的手术位置上，再消毒铺单。消毒首选碘伏。下肢环周 VAL 抽吸需要适宜的入路，因而需要在手术台上调整体位。

作者在仰卧位和侧卧位进行下肢脂肪抽吸（图 8.5a、b）。虽然这种方式比仰卧位-俯卧位需要额外的体位调整和固定，但是便于超声探针径直抵达治疗区域，因而适用于 UAL 和 VAL 病例。仰卧位可直接进入大腿前侧、大腿内侧和膝盖区域。侧卧位可进入大腿上部、外侧和臀下区域。当从髋部和髂腰部抽吸大量脂肪时，侧卧位有助于避免"末端撞击伤"，即探针或抽吸管的尖端被推入真皮深层。

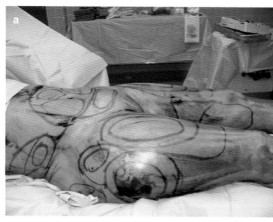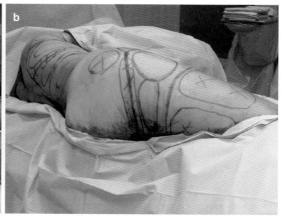

图 8.5　下肢 VAL 塑形手术的仰卧位与侧卧位图（a、b）。

　　UAL 或 VAL 的切口入路应有足够的长度以置入皮肤保护器。注射泵以 400～500 mL/min 的速度注入肿胀液。膝盖和大腿内侧使用 3.7 mm 五环 VASER 探针（Solta Medical, Bothell, WA），设置为 70% 能量水平的 VASER（脉冲）模式。超声治疗总时间应该是每 100 mL 吸出物需要约 45 秒[14]。大腿外侧、前侧、臀部和臀下区域使用 3.7 mm 五环 VASER 探针，设置为 80% 能量水平的 VASER（脉冲）模式，每 100 mL 吸出物治疗 1 分钟。小腿塑形不像大腿塑形那么常见。作者建议使用相对大量的肿胀液，即肿胀液与预期吸出物的比例约为 4∶1。相关参数选择建议为 3 mm 五环探针，以 60%～70% 的能量水平，在 VASER（脉冲）模式下，每 100 mL 吸出物治疗 45 秒。

　　上臂塑形时，患者取仰卧位，肘部屈曲 90°，稳定在手术台头侧无菌的梅奥支架上（图 8.6）。手臂环周消毒，以便自由移动。切口选定在腋后皱襞和肘关节的桡侧。VAL 上臂塑形无需较高超声能量即可有效完成。使用输液泵，以 300 mL/min 的速度将肿胀液均匀地注射于整个上臂。使用 3 mm 五环 VASER 探针，设置为 70% 能量水平的 VASER（脉冲）模式，每 100 mL 吸出物治疗 45 秒。

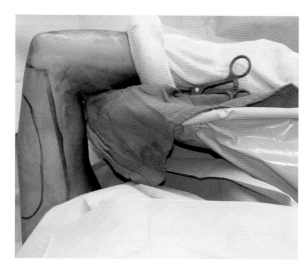

图 8.6　上肢 VAL 塑形手术中体位。手臂行环周消毒，以允许术中自由活动。

在 VAL 手术中，超声能量工作时间通常为每 100 mL 肿胀液 1 分钟。此方法适用于"超湿"技术（肿胀液与预期吸出物的比例为 1∶1），但目前建议 VAL 注射的肿胀液量远高于此（肿胀液与预期吸出物的比例至少为 3∶1）。按上述方法则会向组织释放过高的超声能量，超过了乳化脂肪所需的能量。

下肢脂肪抽吸采用 3 mm 和 3.7 mm 的 VentX 吸脂针（Solta Medical, Bothell, WA），上肢采用 3 mm 的 VentX 吸脂针。小直径吸脂针能够很容易地抽吸乳化的 VASER 抽吸物，而且能够比大直径吸脂针更为精细地塑形。一般保留大约 5% 的脂肪碎片。按压平铺这种松散的乳化脂肪，可以使抽吸区域更为平整。Wall[15] 将此脂肪均衡分布的过程视为安全抽吸技术的一部分。在 VAL 病例，按照临床推荐的能力设置，其吸出的乳化脂肪是由活脂肪细胞组成的，适合移植，因而脂肪均衡分布技术适用于 VAL 病例。在上臂或大腿内侧等背覆真皮较薄区域，其能有效避免抽吸后的凹凸不平。作者对四肢塑形 VASER 超声的推荐设置见表 8.3。

表 8.3　VASER 辅助四肢脂肪抽吸术：推荐的超声设置

区域	能级（%）	模式（V,C）	探针	作用时间
手臂	60～70	V	3.7 mm，五环	45 s/100 mL 吸出物
膝内侧	70	V	3.0 mm，三环	45 s/100 mL 吸出物
大腿内侧	60～70	V	3.7 mm，五环	45 s/100 mL 吸出物
大腿外侧	70～80	V	3.7 mm，五环	45～60 s/100 mL 吸出物
臀下	70～80	V	3.7 mm，五环	45～60 s/100 mL 吸出物
髋部	80	V	3.7 mm，五环	60 s/100 mL 吸出物

V：VASER（脉冲）模式；C：连续模式。

手术效果

一位 31 岁未生育妇女咨询腹部、背部、手臂、臀部和大腿塑形手术。该患者身高 5 英尺 7 英寸（约 170.18 cm），体重 162 磅（约 73.48 kg）。患者住院后在全身麻醉下进行了躯干、上臂、大腿 VAL 环周抽吸。在大容量 VAL 术后，夜间给予适当的静脉晶体液补液、留置 Foley 导尿管监测尿量的治疗措施。总抽吸量为 10 500 mL，其中臀部和大腿吸出 7 100 mL，上臂吸出 500 mL。下肢抽吸出的是大约 3 000 mL 的脂肪。

手术在全身麻醉下进行，体位为侧卧位-侧卧位-仰卧位。将 5 400 mL 肿胀液（每 1 L 乳酸林格液含 1 mL 肾上腺素）注入四肢手术区域。髋部和大腿外侧用 3.7 mm 三环 VASER 探针，在脉冲模式下，能量调整为 80%，大腿内侧则为 70%。双侧上肢各注射 350 mL 肿胀液，在脉冲模式下，用 2.9 mm 三环探针进行治疗。分别用 3.7 mm 和 3.0 mm 的 VentX 吸脂针完成抽吸，切口用可吸收缝合线缝合。术后患者顺利康复，于术后第二天出院回家。术后 1 年的效果见图 8.7a～h。

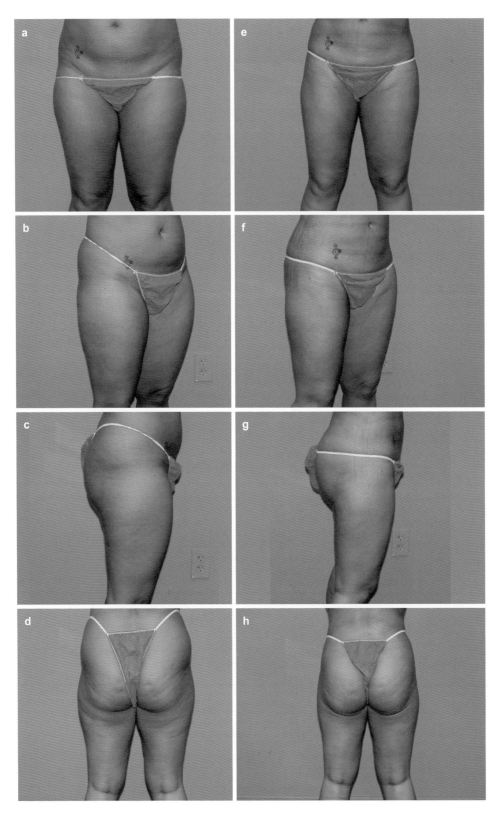

图 8.7   31 岁女性，躯干和大腿 VAL 环周抽吸术后 1 年（a～h）。

一位 36 岁身体匀称的女性，在产后 1 年因腹部、臀部、大腿的局限性脂肪堆积而前来咨询。该患者身高 5 英尺 6 英寸（约 167.64 cm），体重 135 磅（约 61.3 kg），皮肤质地良好，有局部脂肪堆积。我们在门诊全身麻醉下为该患者进行了腹部、臀部、大腿 VAL 环周抽吸。术中共用 6 L 肿胀液（肿胀液配方为 1 mL 1∶1 000 肾上腺素 +1 L 乳酸林格液），以 300 mL/min 的速度均匀注射于臀部和大腿组织中。每侧髋部用 3.7 mm 三环 VASER 探针，以 80% 的能量水平，在脉冲模式下治疗 5 分钟。每侧大腿内侧用 3.7 mm 三环 VASER 探针，以 70% 的能量水平，在脉冲模式下治疗 3 分钟。抽吸均采用 3 mm 的 VentX 吸脂针。术中 VAL 总抽吸量为 5 200 mL，臀部和大腿总抽吸量为 4 450 mL，其中脂肪 3 200 mL。术中我们滚动按摩抽吸区域，去除切口内残留的肿胀液。最后用可吸收缝合线缝合切口。术后使用 TopiFoam 敷料加压覆盖治疗区域。术后 9 个月的效果见图 8.8a～f。

一位 38 岁女性，多次生育，咨询腹部、臀部、大腿脂肪塑形。该患者身高 5 英尺 4 英寸（约 162.56 cm），体重 142 磅（约 64.41 kg），皮肤质地中等。体格检查中发现该患者腹部存在激光辅助脂肪抽吸术后导致的凹陷畸形。我们在门诊全身麻醉下为该患者进行了躯干、臀部、大腿 VAL 环周抽吸。采用超声松解和脂肪移植对腹部畸形进行了矫正。术中肿胀液总量为 8 L（1 mL 1∶1 000 肾上腺素 +1 L 乳酸林格液），用注射泵以 400 mL/min 的速度注入。在躯干和大腿外侧采用 3.7 mm 三环 VASER 探针，以 80% 的能量水平，在脉冲模式下进行治疗。大腿内侧区域则采用 70% 能量脉冲。分别用 3.7 mm 和 3.0 mm 的 VentX 吸脂针抽吸。术中 VAL 总抽吸量为 6 800 mL，臀部和大腿总抽吸量为 4 700 mL。双下肢共抽取脂肪 1 300 mL。术后 6 个月的效果见图 8.9a～d。

一位 38 岁女性因上臂脂肪堆积前来咨询。该患者上肢皮肤质地中度。患者不接受开放式上臂整形术，希望去除部分脂肪适当改善即可。该患者在门诊接受了全身麻醉下上臂 VAL 环周抽吸。注射泵以 250 mL/min 的速度将 500 mL 肿胀液（按作者配方）注入每侧上臂。双侧上臂均使用 3.7 mm 五环 VASER 探针，以 70% 的能量水平，在脉冲模式下各治疗 3 分钟。采用 3.0 mm 的 VentX 吸脂针抽吸。手术中 VAL 总抽吸量为 560 mL，其中从每侧上臂中抽取约 210 mL 脂肪。术后 6 个月的效果见图 8.10a～d。

一位 30 岁女性，多次生育，为改善上臂轮廓就诊。她曾减重 70 磅（约 31.75 kg），上肢皮肤质地中等。其在门诊全身麻醉下行上臂 VAL 环周抽吸。每侧手臂注入肿胀液（按作者配方）共 400 mL，注射速度 250 mL/min。每侧手臂使用 3.7 mm 三环 VASER 探针，以 70% 的能量水平，在脉冲模式下治疗 3 分钟。为促进皮肤回缩，VASER 应用的时间间隔适当延长（2 min/100 mL 而非 1 min/100 mL 预期抽吸量）。手术中 VAL 总抽吸量为 320 mL，其中从每侧手臂中抽吸出约 120 mL 脂肪。术后 1 年的效果见图 8.11a～d。

术后注意事项

总吸出量大于 8 L 的脂肪抽吸手术应住院，以监测液体的补充和尿量。一般认为，大约 30% 的肿胀液随着抽吸物被吸除，其余 70% 最终在术后 12 小时内被吸收到血管[16]。目前，临床上建议 VAL 使用更多的肿胀液，虽然仅有 1/3 的肿胀液被吸出，但剩余 65%～70% 的肿胀液并非全部入血[17]。VAL 中使用较大量的肿胀液使组织内压增高，因而经切口流失的

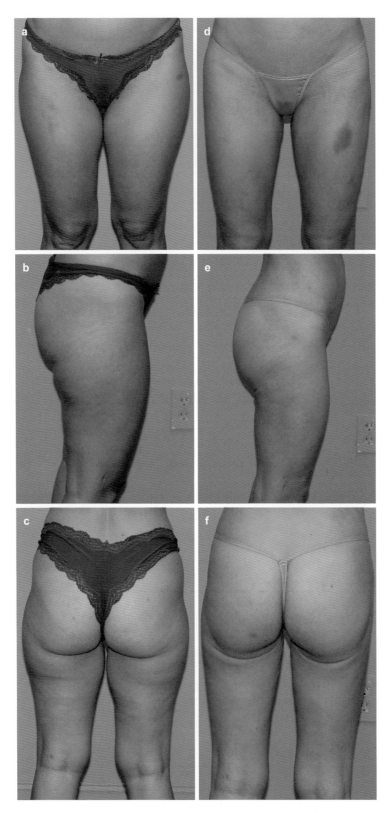

图 8.8   36 岁女性，躯干和大腿 VAL 环周抽吸术后 9 个月（a～f）。

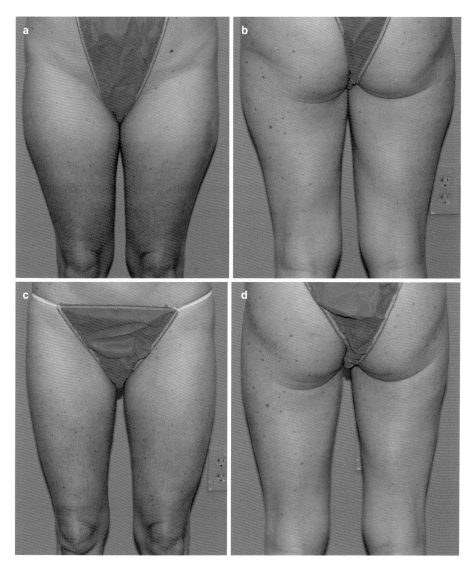

图 8.9　38 岁女性，躯干和大腿 VAL 环周抽吸术后 6 个月（a～d）。

肿胀液难以估量。在手术过程中也会流失，术终手术医生就会对抽吸区域进行滚动按压，切口处将流出大量肿胀液。此外，术后的前 24 小时内，切口处经常有明显的渗液。根据作者的经验，仅有不到 50% 的肿胀液被吸收进入血管。上述因素及患者的状况千差万别，因而在大容量脂肪抽吸术中难以采用"万能"的液体补充方案。所以，大容量 VAL 患者都需住院过夜，留置 Foley 导尿管，并根据约 1 mL/（kg·h）的排尿量的标准进行补液。麻醉苏醒后，鼓励患者大量口服液体、及早下地走动。术后第一天即可出院。小容量和中等容量 VAL 脂肪抽吸则在门诊进行，鼓励其下地活动及大量口服液体。

　　大多数患者术后应用 TopiFoam 敷料和紧身衣（图 8.12a～c），大容量 VAL 环周抽吸病例除外。因为术后早期切口渗出量大，建议在 24 小时后使用敷料和紧身衣。VAL 患者最初几周会出现皮肤干燥，建议在此期间进行皮肤保湿和淋巴按摩。

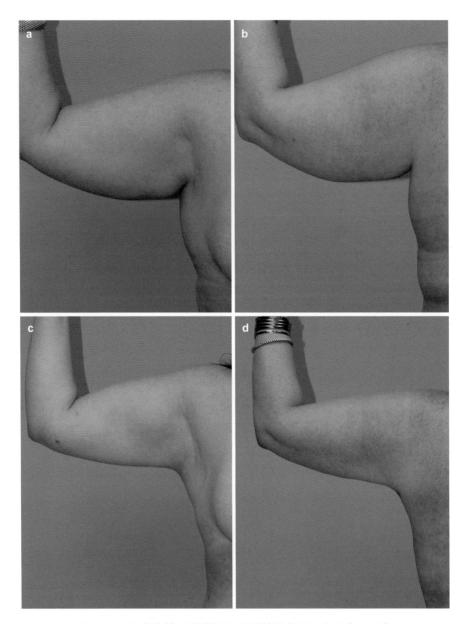

图 8.10　38 岁女性，手臂 VAL 环周抽吸术后 6 个月（a～d）。

VASER 辅助上臂整形术

　　1954 年，Correa-Inturraspe 和 Fernandez[18] 首次提出了上臂整形术。多年来，这种手术相对少见，直到胃肠减容手术出现后，大量体重剧烈下降的患者涌入整形外科医生的诊室。

　　上臂联合塑形术适用于上臂脂肪堆积合并皮肤质地差的患者。Hurwitz 首先提出了上臂脂肪抽吸术联合上臂整形皮肤切除的方法[19, 20]。在 VASER 辅助上臂整形术中，VAL 去除上臂多余的脂肪，由此产生的多余皮肤无需分离即可切除。这种方法保留了大部分淋巴管，避免了死腔形成。

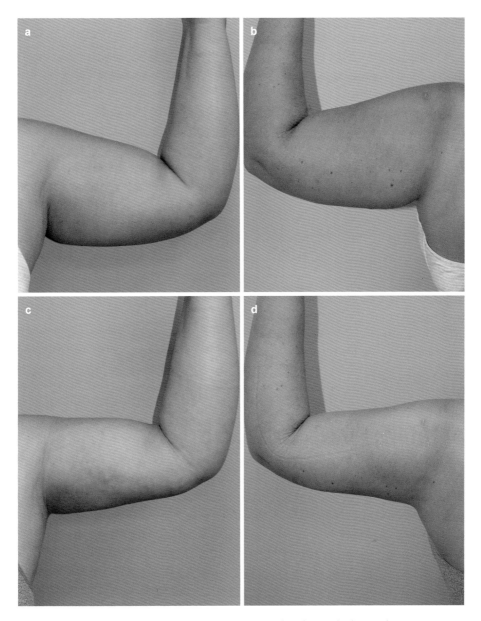

图 8.11 30 岁女性，手臂 VAL 环周抽吸术后 1 年（a~d）。

由 Strauch 和 Greenspun[21] 开展的一项关于上臂整形术瘢痕位置的调查，问卷受众包括整形外科医生、患者和公众。结果显示肱二头肌间沟是最容易接受的瘢痕位置。同时，在整形手术会议上进行的民意调查中，肱二头肌间沟也是最常见的瘢痕位置[22]。另一方面，Capella[23] 指出，大量上臂整形术患者表示更喜欢设计在手臂后内侧位置的瘢痕。经过设计不同位置上臂整形术瘢痕的手术经验，作者认为手术瘢痕更应该设计在手臂后部。虽然反对观点认为这一方法将瘢痕设计在后面，容易被别人看到，但许多患者更喜欢瘢痕不在视线之内，而不在乎别人是否能看到[24]。另外，根据作者的经验，上臂后部的瘢痕质量比肱二头肌间沟的瘢痕更好。

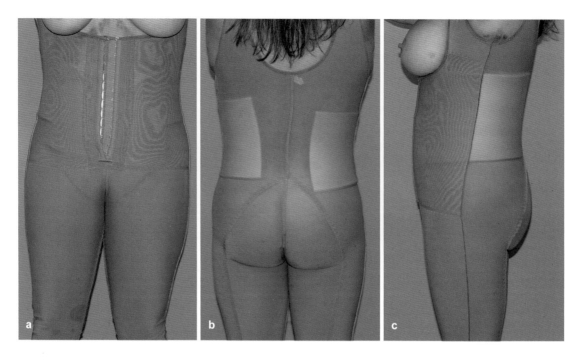

图 8.12　典型的 VAL 术后 TopiFoam 敷料和紧身衣（a～c）。

　　无论采用何种技术，所有患者面诊时都应被详尽告知上臂整形术遗留的瘢痕。使之能够了解上臂形态改善与腋窝至肘部明显瘢痕之间的关系，以便其权衡利弊。但实际上，术前基本无法预测遗留瘢痕的状况，难以进行深入的讨论。面诊过程中，可展示上臂整形术的随诊照片，有助于让患者了解瘢痕的位置和不同患者之间的瘢痕质量的差异。

　　患者站立位，上臂外展 90°，肘部弯曲 90°，进行上臂整形术标记。绘制拟行 VAL 区域，在上臂的后中线或后内侧标记适宜的切口线。VAL 去除堆积的脂肪后，标记相应切除的多余皮肤。采用掐持试验评估上臂后侧多余皮肤量，依此标记椭圆形切除区域。Chamosa 等人[25] 的解剖研究已证实上臂脂肪堆积主要位于后侧。

　　作者的大部分病例采用全身麻醉，肿胀液为 1 mL 1∶1 000 肾上腺素 +1 L 室温乳酸林格液。全身麻醉无需添加利多卡因。用注射泵以 250 mL/min 的速度均匀注射肿胀液。使用 3.7 mm 五环 VASER 探针，以 60%～70% 的能量水平，在脉冲模式下，治疗 45 s/100 mL 预期抽吸量，使用 3.7 mm 和 3.0 mm 的 VentX 钝性针管进行抽吸。VAL 完毕，采用掐持试验确定上臂后侧冗余皮肤量，用外科标记笔绘制椭圆形切除区域。由于切除和缝合时不分离相邻组织，因此标记的椭圆形最宽处应该能够无张力捏持对合。皮瓣应缝合两层，跨越椭圆形标记几条垂直线，有助于对齐组织。作者通常使用 2-0 可吸收单丝线间断缝合深层以消除死腔，然后使用可吸收单丝线缝合皮下。无张力缝合最为重要，以避免伤口愈合并发症和术后瘢痕的扩大。因为这种技术几乎没有死腔形成，通常无需放置引流。

　　目前关于术后紧身衣的使用存在一些争议。多年来一直认为术后压迫可以减少肿胀和死腔。术后即刻让患者穿戴紧身衣会令其不适，且会产生并发症，它们会夹住皮肤，产生皮肤皱褶，偶尔还会因为压迫远端导致过度肿胀。基于此，许多外科医生现在并不使用紧身衣，特别是在术后即刻。此外，现今的上臂整形技术避免了组织分离，保留了淋巴管，并进行无张力闭合，保证了术后肿胀最轻和死腔最小。目前，作者不在术后即刻使用紧身衣。一般在几天后肿胀和手术不适感消退后，再将紧身衣与硅胶薄膜联合应用，以改善瘢痕的质量[26]。

手术效果

一名 60 岁女性咨询上臂整形。此前她减重了 80 磅（约 36.29 kg），手臂存在明显皮肤松弛和中度脂肪堆积。经协商，医患双方认为 VASER 辅助上臂整形术可改善她的上臂形态。手术是在门诊全身麻醉下进行的，患者仰卧位，双臂环周消毒，放置托手板上铺单，以便在手术 VAL 阶段可以自由活动。肿胀液为 1 mL 1∶1 000 肾上腺素 +1 L 乳酸林格液（室温）。术前已在站立位标记了 VAL 区域。由于该区域为上臂整形术拟行皮肤切除的一部分，因此在上臂后侧近端和远端中线可以自由设计 VAL 的切口入路。使用输液泵以 250 mL/min 的速度注射，使之均匀分布于手术区域，双侧各 300 mL。由于超声探针的组织阻力极小，因此选用 3.7 mm 五环 VASER 探针，在脉冲模式下，能量水平设为 60%，每侧上臂仅给予 2 分钟超声能量。分别使用 3.7 mm 和 3.0 mm 的 VentX 吸脂针，从双侧上臂各吸取 300 mL（其中 210 mL 为脂肪）。根据掐持试验，在上臂后侧表面标记一椭圆形区域，能够在不分离组织的前提下无张力闭合。进行两层缝合，用可吸收线间断缝合深层消除死腔，皮下真皮内缝合，随后在皮肤表面使用氰基丙烯酸酯密封胶（Dermabond）。无需放置引流管。2 周后用硅凝胶贴膜贴附瘢痕，其外穿紧身衣。术后 4 个月时的效果见图 8.13a～d。

一位 53 岁女性为改善上臂形态及周径前来就诊。其上臂脂肪重度堆积和皮肤严重松弛。建议行 VASER 辅助上臂整形术，以同时改善其上臂形态和皮肤质地。术前在站立位置标记 VAL 区域以及后中线。抽取脂肪后标记拟切除皮肤椭圆形边缘。因为切口可在上臂整形术皮肤切除时一并切掉，因而可自由设计在上臂后中线的近端和远端，以便 VAL 探头和吸脂针直接抵达治疗区域。肿胀液为 1 mL 1∶1 000 肾上腺素 +1 L 乳酸林格液（室温），使用输液泵以 250 mL/min 的速度浸润，双侧上臂各 450 mL。使用 3.7 mm 五环 VASER 探针，在脉冲模式下，能量水平设为 70%，每侧上臂只提供 3 分钟超声能量。分别使用 3.7 mm 和 3.0 mm 的 VentX 吸脂针，每侧上臂吸取 575 mL（其中 420 mL 为脂肪）。VAL 术毕，滚动按摩操作区域，将残留肿胀液经切口排出。经掐持试验预估上臂后侧多余皮肤量，标记出由肘关节近端至腋窝的椭圆形切除区域，确保在不分离组织的前提下无张力闭合。进行两层缝合，深部用可吸收线间断缝合，消除死腔，皮下真皮内缝合，随后在皮肤表面使用氰基丙烯酸酯密封胶。无需放置引流管。使用氰基丙烯酸酯密封胶能为伤口提供一个密封屏障，而无需覆盖其他伤口敷料，患者在 24 小时后即可沐浴。2 周后使用紧身衣和硅凝胶贴膜来改善瘢痕质量。术后 6 个月时的效果见图 8.14a～d。

并发症

上臂整形术最常见的并发症是伤口裂开。通常见于伤口张力过大或组织广泛分离、破坏了伤口边缘血运。在切口延伸至腋窝的病例，该区域的潮湿环境也是伤口裂开的诱因。有问

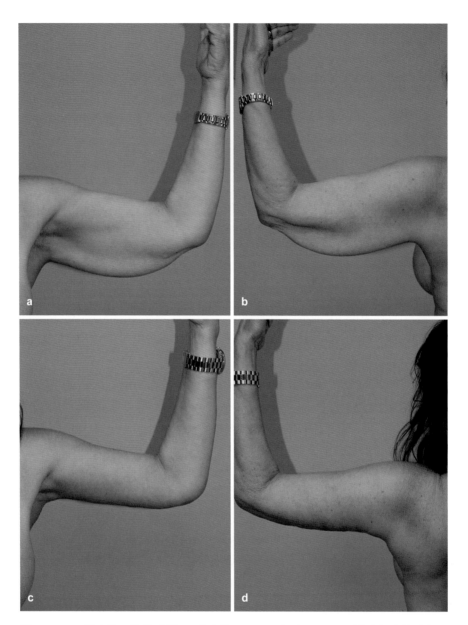

图 8.13　60 岁女性，体重减轻 80 磅（约 36.29 kg）后，VASER 辅助上臂整形术后 4 个月（a～d）。

题的伤口，作者倾向于采取局部伤口换药，使其二期愈合。当水肿消退后再修复瘢痕，以便无张力缝合。

　　虽然血肿可能发生，但在作者的临床中较为少见，可以通过细致地止血和消除死腔来避免血肿形成。一旦发生应及时引流，以免发生粘连、皮肤色素脱失，乃至严重情况下的组织坏死。

　　血清肿也不常见。它们通常很小，出现在肘部或腋窝附近。反复抽吸和加压即可矫正。

　　上臂整形术伤口张力过大或广泛分离破坏淋巴系统，可发生长期水肿。物理疗法和淋巴

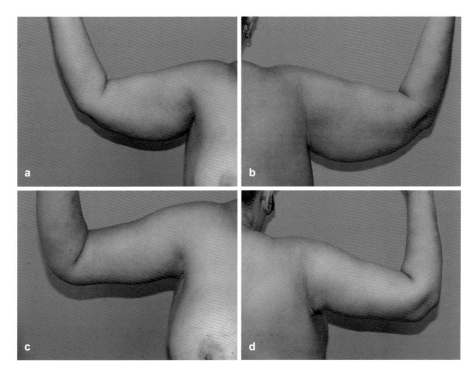

图 8.14　53 岁中度肥胖女性，VASER 辅助上臂整形术后 6 个月（a～d）。

按摩可减缓水肿。术后长期水肿会造成患者的极大痛苦，预防才是最好的治疗，术中应无张力缝合、避免分离组织和死腔形成。

上臂整形术伤口缝合张力过大常会形成宽厚增生的瘢痕。虽然也偶见于无张力缝合，但根据作者的经验，其常见于肱二头肌间沟，而非上臂后侧。大约术后 2 周开始使用硅凝胶贴片和紧身衣，持续数月，可减少瘢痕后遗症。瘢痕二期修复有时会获得较好效果，此时，瘢痕组织经过足够时间的塑形已变得更柔韧，缝合也不会受到上臂整形术相关术后炎症的影响。Nguyen 等人[27]报道了 2 000 多例上臂整形术病例的相关并发症，发现并发症的发生率远较之前报道的低，血肿为 1.1%，最常见的是感染，为 1.7%。在该系列研究中，联合手术、男性和 BMI > 30 kg/m^2 被确定为独立的危险因素。

VASER 辅助大腿整形术

虽然大腿脂肪抽吸术是一种常见的整形外科手术，但大腿提升或大腿整形术却相对少见。去年，美国整形美容外科医师学会（ASAPS）报道称，在超过 150 万例整形手术中，只有不到 8 000 例大腿整形术[28]。Lewis 于 1957 年首次提出大腿内侧整形术，进行了水平和垂直联合皮肤切除[29]。随后，许多作者都提倡使用水平切除大腿整形术，非必要不垂直切除[30-34]。

Lockwood[35]推广了大腿内侧提升术，并倡导使用筋膜固定[36]作为手术的关键步骤。他的技术包括切口设计在腹股沟皱襞处，避免延伸到臀下皱襞。手术过程包括脂肪抽吸、适度分离组织和保守切除多余皮肤，然而，该技术的核心是通过拉近大腿浅筋膜和腹股沟 Colles 筋膜来垂直提升大腿的软组织。Lockwood 认为其筋膜固定技术可以在垂直方向上明显提升大腿内侧，同时避免皮肤闭合张力相关的并发症，如阴唇扩张、瘢痕增生或瘢痕质量差等。然而，Lockwood 的大部分患者都是由于年龄增长出现的大腿畸形，而不是像今天大量减重人群那样出现明显的畸形和组织萎缩。许多经验丰富的形体塑形外科医生都认为，大量减重患者大腿畸形的组织松弛程度远远大于 Lockwood 技术所适用的患者，后者仅仅是切除有限皮肤。胃肠减容术后的患者大腿内侧会出现明显的松弛，为了正确矫正这些畸形，许多外科医生[37-39]建议采用垂直切口，在水平方向切除和收紧组织。然而，许多大量减重的患者并没有出现严重的皮肤松弛，仍有不同程度的大腿脂肪堆积。对于这些患者，作者倾向于采用联合术式，即采用 VAL 减少脂肪联合经腹股沟皱襞延长切口的垂直大腿整形术。

术前考虑

对于大腿内侧皮肤轻度至中度松弛且伴有不同程度脂肪堆积的患者，作者采用 VASER 辅助大腿整形术。术前进行完整病史的采集和体格检查，注意既往形体塑形手术史、合并疾病、体重减轻量和时间间隔、胃肠减容手术类型（如有）、既往妊娠史、未来备孕计划，以及目前体重稳定时间。还需要重点关注吸烟史、周围血管疾病、静脉功能不全或淋巴水肿相关病史。患者需要进行完整的术前体检。体检应该观察阴阜区域的松弛程度是否需要矫正。术前，手术医生应仔细估计大腿内侧脂肪堆积及皮肤松弛程度。当患者站立并外展大腿时，抓持大腿内侧的软组织并向上牵拉，显示组织向上移动的程度。在站立位置进行标记。腹股沟皱襞延伸至臀下皱襞内侧的切口线范围之内的大腿内侧标记为 VAL 区域。在大腿内侧上部标记半椭圆形的拟行皮肤切除区域，VAL 去除脂肪后，再依据掐持试验进行修正。

手术技术

手术采用全身麻醉，预防性使用抗生素及序贯气动压缩靴。虽然一些外科医生喜欢俯卧位-仰卧位，但作者更喜欢截石位。VAL 的切口入路设计在大腿内侧皮肤切除标记区域内。肿胀液为 1 mL 1∶1 000 肾上腺素 +1 L 乳酸林格液，使用输液泵以 300 mL/min 的速度将之均匀注射于 VAL 标记区域内。肿胀液与估计抽吸量比例约为 3∶1。用 3.7 mm 五环 VASER 探针，在 60% 能量水平的脉冲模式下，每 100 mL 预期抽吸量使用 45 秒。既往 VASER 的使用时间建议每 100 mL 肿胀液需要 1 分钟。按此公式，组织接受的超声能量远高于脂肪充分乳化所需的能量，故此已被摒弃。使用 3.7 mm 和 3.0 mm 的 VentX 吸脂针进行抽吸。抽吸后滚动按摩大腿内侧组织，经切口排出残余的肿胀液。采用掐持试验，将大腿内侧上部多余皮肤组织标记为半椭圆形，底部为皱襞上的切口线。绘制几条垂直于半椭圆的直线，以帮助缝合时对齐伤口。在略微分离或不分离的前提下，能够移动到腹股沟皱襞的皮肤和软组织才能被切除。切除范围向后至臀下皱襞内侧，向前至腹股沟皱襞中部，或者如果需要切除多余的组织，可以将其与此前的腹壁整形术瘢痕连接起来。软组织的适当固定对于手术成功至关重要。尽管 Lockwood 的筋膜固定技术显著改善了大腿整形术的效果，但一些外科医生认为，众多大量减重患者伴有严重皮肤松弛，单纯筋膜固定可能效果不佳。作者目前采用 Shermak 等人[40]所描述的技术，要求将大腿 Scarpa 筋膜前方固定在耻骨骨膜，后方固定在坐骨骨膜。虽然作者认可此类患者应使用较粗的不可吸收线间断缝合固定于骨膜，但不喜欢使用编织线，而是倾向于使用单丝线和 1 号聚丙烯合成线（Prolene）完成固定。此后，应消除所有死腔，并进行无张力双层皮肤缝合，深层采用 2-0 单股可吸收缝线（Monocryl），真皮采用 3-0 单股可吸收缝线。氰基丙烯酸酯密封胶（Dermabond）用于密封伤口。由于没有死腔，无需引流。

术后注意事项

如能耐受，术后早期即鼓励患者经常下床活动，但要避免大腿外展，以防止缝合伤口张力过大。因为氰基丙烯酸酯密封胶起到了防水伤口屏障的作用，患者在手术 24 小时后即可淋浴，但要保护手术部位。术后第 2 周，建议在瘢痕处使用硅凝胶贴片的基础上穿紧身衣。建议在术后前 2 个月进行步行和上身锻炼，之后患者可以恢复所有类型的锻炼。

术后效果

一名 37 岁的女性通过胃袖状切除手术减重 60 磅（约 27.22 kg）。腹壁整形术和巨乳整形术后 1 年，体重保持稳定。她期望改善大腿内侧的形态和皮肤质地。术前检查显示中度脂肪堆积及组织松弛，乳房和腹部整形术的瘢痕愈合良好。建议进行 VASER 辅助大腿整形术。手术在门诊全身麻醉下进行。切口设计在大腿内侧近端的皮肤切除范围内。以 300 mL/min 的速度将 1 L 肿胀液（作者配方）注入每侧大腿的 VAL 标记区域。将 3.7 mm 五环 VASER 探针在脉冲模式下，以 60% 的能量水平，每侧大腿持续作用 3 分钟。采用 3 mm 的 VentX 吸脂针抽吸。每侧大腿抽吸总量为 520 mL，其中脂肪约为 380 mL。经切口按摩推挤出多余的液体后，掐持大腿内侧组织，以确定组织冗余度，标记出大腿内侧的半椭圆形切除区域。由于软组织松弛程度相对较轻，切口前端应该止于腹股沟皱襞中点，切口后端应该止于臀下皱襞内侧。每侧大腿使用 1 号聚丙烯合成缝线间断缝合 4 针，将前侧 Scarpa 筋膜固定在耻骨骨膜，使用相同缝线间断缝合 3 针，将后侧 Scarpa 筋膜固定在坐骨骨膜。由于没有分离大腿的组织，无需使用引流管。2-0 单股可吸收缝线（Monocryl）缝合深层，3-0 单股可吸收缝线（Monocryl）缝合皮下，氰基丙烯酸酯密封胶密封皮肤。2 周后采用硅凝胶贴片和紧身衣治疗瘢痕。手术后 14 个月时的效果如图 8.15a～d 所示。

一名 41 岁的女性通过胃肠减容手术体重减轻 110 磅（约 49.90 kg）。躯体环周提升术后 1 年，体重稳定，现希望改善大腿内侧形态。检查发现愈合良好的全身塑形手术后瘢痕。患者有中度脂肪堆积和严重的组织松弛，但不接受大腿垂直瘢痕。我们为她进行了 VASER 辅助大腿整形术。通过腹股沟皱襞扩大切口，向前与腹部瘢痕相连通，向后融入臀下皱襞，以解决大腿内侧明显的赘肉组织。VAL 切口入路设计在大腿内侧的皮肤切除范围内。每侧大腿肿胀液总量为 1.3 L，以 300 mL/min 的速度注入标记区域。每侧大腿采用 3.7 mm 五环 VASER 探针，在脉冲模式下，以 60% 的能量水平，持续作用 4 分钟。采用 3.7 mm VentX 吸脂针，每侧大腿抽吸总量为 650 mL，其中脂肪约为 490 mL。按摩挤压排出多余的液体后，掐持试验预估冗余组织量，在大腿内侧标记出半椭圆形切除区域，从腹股沟皱襞顶部向前与躯干提升手术瘢痕相连，向后延伸至臀下皱襞。1 号聚丙烯合成缝线间断缝合 5 针，将前内侧 Scarpa 筋膜固定在耻骨骨膜上，后侧 Scarpa 筋膜间断缝合 4 针固定在坐骨骨膜上。

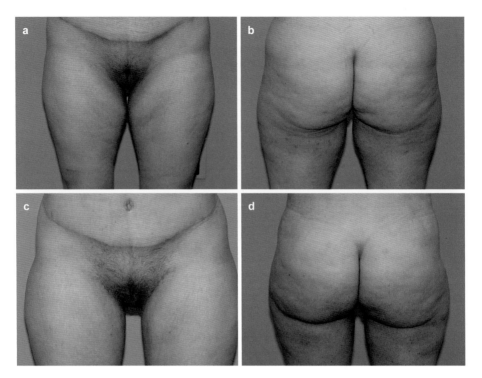

图 8.15   一名体重减轻 60 磅（约 27.22 kg）的 37 岁女性，VASER 辅助大腿整形术后 14 个月（a~d）。

手术没有分离深层组织，无死腔形成，无需使用引流。2-0 单股可吸收缝线（Monocryl）缝合深层，3-0 单股可吸收缝线（Monocryl）缝合皮下，皮肤上使用氰基丙烯酸酯密封胶达到无张力伤口关闭。术后第 2 周，我们在硅凝胶贴片的基础上穿紧身衣以减少瘢痕生成。手术 1 年后的效果如图 8.16a~d 所示。

并发症

大腿整形术的并发症相对多发，但与躯干整形手术的并发症相比，它们通常较小。皮肤裂开是目前为止最常见的手术并发症。将腹股沟皱襞切口与垂直切口连接的技术伤口裂开更为常见，一般位于切口交界处。Capella 和 Woehrle[41] 发现在 250 例大腿整形手术中（n=500 条大腿），伤口裂开的发生率为 28.4%，血清肿的发生率为 19.8%，另有 1.2% 的感染率。血肿、皮肤坏死和深静脉血栓形成的发生率均不足 1%，未见肺动脉栓塞。

大腿整形术后的皮肤裂开往往较小，通常发生在术后第 2 周。作者倾向于采用伤口局部护理，使其二期愈合，然后在一年后修复瘢痕。VASER 辅助大腿整形术的伤口裂开较为罕见，因为伤口一般设计在腹股沟皱襞处，没有垂直的组成部分。

虽然血清肿形成是大腿整形术中第二常见的并发症，但在 VASER 辅助大腿整形术中相对少见，因为该手术不涉及组织和淋巴管的破坏，不产生死腔。血清肿通常发生在大腿内侧。早期诊断是关键，因为短时间内抽吸清除是对小的血清肿最有效的治疗手段。作者倾向于在手术后前 2 个月密切随访，每 2 周复诊一次，以便早期发现并解决这些问题。

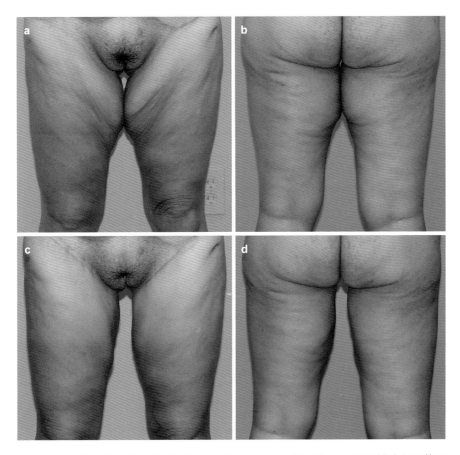

图 8.16　一名体重减轻 110 磅（约 49.90 kg）的 41 岁女性，VASER 辅助大腿整形术后 1 年（a~d）。

VASER 辅助大腿整形术无张力闭合和不分离组织，因此不会出现皮肤坏死。感染和血肿很少发生。深静脉血栓形成和肺栓塞也很少见。医生应鼓励患者术后及早下地活动。

结 论

VASER 辅助脂肪抽吸术是一种安全有效的四肢塑形方法。与传统脂肪抽吸术相比，该技术具有失血量少和术后恢复时间短的优点。对于四肢皮肤质地不佳者，建议使用开放手术，如 VASER 辅助大腿整形术或 VASER 辅助上臂整形术。

参考文献

[1] Cimino WW. History of ultrasound assisted lipoplasty. In: Shiffman MA, Di Giusseppe A, editors. Body contouring: art, science and clinical practice. Berlin: Springer; 2010. p. P399–403.

[2] Jewell ML, Fodor PB, de Souza Pinto EB, et al. Clinical application of VASER-assisted lipoplasty: a pilot study. Aesth Surg J. 2002; 22: 131–46.

[3] Garcia O, Nathan N. Comparative analysis of blood loss in suction-assisted lipoplasty and third generation internal ultrasound-assisted lipoplasty. Aesth Surg J. 2008; 28: 430–5.

[4] De Souza Pinto EB, Abdala PC, Maciel CM, et al. Liposuction and VASER. Clin Plast Surg. 2006; 33: 107–15.

[5] Rohrich RJ, Beran SJ, Kenkel JM. Patient selection and planning. In: Rohrich RJ, Beran SJ, Kenkel JM, editors. Ultrasound-assisted liposuction. St. Louis: Quality Medical Publishing; 1998. p. 87–119.

[6] Vartanian E, Gould DJ, Hammoudeh ZS, et al. The ideal thigh: a crowd-sourcing assessment of ideal thigh aesthetic and implications for gluteal fat grafting. Aesth Surg J. 2018; 38: 861−9.

[7] Ali A. Commentary on: the ideal thigh: a crowd-sourcing assessment of ideal thigh aesthetic and implications for gluteal fat grafting. Aesth Surg J. 2018; 38: 870−2.

[8] Gilliland MD, Lyos AT. CAST liposuction: an alternative to brachioplasty. Aesthet Plast Surg. 1997; 21: 398−402.

[9] Cimino WW. Ultrasonic power quantification and efficiency optimization. Aesth Surg J. 2001; 21: 233−40.

[10] Grazer FM, de Jong RH. Fatal outcomes from liposuction: census survey of cosmetic surgeons. Discussion. Plast Reconstr Surg. 2000; 105: 436−46.

[11] Temourian B, Rogers WB III. A national survey of complications associated with suction lipectomy: a comparative study. Plast Reconstr Surg. 1989; 84: 628.

[12] Garcia O. Liposuction of the upper and lower extremities. In: Aly A, Nahas F, editors. The art of body contouring: a comprehensive approach. New York: Thieme Medical Publishers; 2017. p. 361−95.

[13] De Jong RH. Titanic anesthesia. Dermatol Surg. 1998; 24: 689−92.

[14] Garcia O. Liposuction for body contouring: discussion. In: Cohen MN, Thaller SR, editors. The unfavorable result in plastic surgery: avoidance and treatment. New York: Thieme Medical Publishers; 2018. p. 451−5.

[15] Wall S Jr. SAFE circumferential liposuction with abdominoplasty. Clin Plast Surg. 2010; 37: 485.

[16] Trott SA, Stool LA, Klein KW. Anesthetic considerations. In: Rohrich RJ, Beran SJ, Kenkel JM, editors. Ultrasound-assisted liposuction. St. Louis: Quality Medical Publishing; 1998. p. 69−84.

[17] Garcia O. Ultrasonic liposuction. In: Rubin JP, Jewell ML, Richter DF, et al., editors. Body contouring and liposuction. Philadelphia: Saunders; 2013. p. 543−58.

[18] Correa-Inturraspe M, Fernandez JC. Dermatolipectomia braquial. Prensa Med Argent. 1954; 43: 24−32.

[19] Hurwitz DJ, Holland SW. The L-brachioplasty: an innovative approach to correct excess tissue of the upper arm, axilla and lateral chest. Plast Reconstr Surg. 2006; 117: 403−11.

[20] Hurwitz DJ. Brachioplasty with liposuction resection. In: Rubin JP, Jewell ML, Richter DF, et al., editors. Body contouring and liposuction. Philadelphia: Saunders; 2013. p. 29−34.

[21] Strauch B, Greenspun D. Approach to the arm after weight loss. In: Rubin JP, Matarasso A, editors. Aesthetic surgery after massive weight loss. Oxford: Elsevier; 2007.

[22] Downey S. Brachioplasty with bicipital groove scar. In: Rubin JP, Jewell ML, Richter DF, et al., editors. Body contouring and liposuction. Philadelphia: Saunders; 2013. p. 19−23.

[23] Capella JF. Body and extremity contouring after massive weight loss. In: Cohen MN, Thaller SR, editors. The unfavorable result in plastic surgery: avoidance and treatment. New York: Thieme Medical Publishers; 2018. p. 478−93.

[24] Baroudi R. Traditional approach to brachioplasty. In: Aly A, Nahas F, editors. The art of body contouring: a comprehensive approach. New York: Thieme Medical Publishers; 2017. p. 276−96.

[25] Chamosa M, Murillo J, Vazquez T. Lipectomy of arms and lipograft of shoulders balance the upper body contour. Aesth Plast Surg. 2005; 29: 567−70.

[26] Berman B, Perez OA, Kond S. A review of the biologic effects, clinical efficacy and safety of silicone elastomer sheeting for hypertrophic and keloid scar treatment and management. Dermatol Surg. 2007; 33: 1291.

[27] Nguyen L, Gupta V, Afshari A, et al. Incidence and major complications in brachioplasty: analysis of 2, 294 patients. Aesth Surg J. 2016; 36: 792−803.

[28] The American Society for Aesthetic Plastic Surgery. Cosmetic Surgery National Data Bank, Procedural Statistics; 2017.

[29] Lewis JR. The thigh lift. J Int Coll Surg. 1957; 27: 330.

[30] Sozer SO, Agullo FJ, Palladino H. Spiral lift: medial and lateral thigh lift with buttock lift and augmentation. Aesth Plast Surg. 2008; 32: 120−5.

[31] Kirwan L. Anchor thighplasty. Aesth Surg J. 2004; 24: 61−4.

[32] Schultz R, Feinber LA. Medial thigh lift. Ann Plast Surg. 1979; 55: 551−8.

[33] Vilain R, Dandour JC. Aesthetic surgery of the medial thigh. Ann Plast Surg. 1986; 17: 176−83.

[34] Cannistra C, Valero R, Benelli C, et al. Thigh and buttock lift after massive weight loss. Aesth Plast Surg. 2007; 31: 233−7.

[35] Lockwood TE. Maximizing aesthetics in lateral tension abdominoplasty and body lifts. Clin Plast Surg. 2004; 31: 523−37.

[36] Lockwood TE. Lower body lift with superficial fascial system suspension. Plast Reconstr Surg. 1993; 92: 1112−22.

[37] Hurwitz DH. Medial thighplasty. Aesth surg J. 2005; 25: 180.

[38] Cram A, Aly A. Thigh reduction in the massive weight loss patient. Clin Plast Surg. 2008; 35: 165−72.

[39] Mathes DW, Kenkel JM. Current concepts in medial thighplasty. Clin Plast Surg. 2008; 35: 151−63.

[40] Shermak MA, Mallalieu J, Chang D. Does thighplasty for upper thigh laxity after massive weight loss require a vertical scar? Aesth Surg J. 2009; 29: 513−22.

[41] Capella JF, Woehrle S. Vertical medial thigh lift with liposuction. In: Rubin JP, Jewell ML, Richter DF, et al., editors. Body contouring and liposuction. Philadelphia: Saunders; 2013. p. 353−65.

第九章

臀部的美学轮廓塑形

Aesthetic Contouring of the Buttocks

Onelio Garcia Jr. | 杜奉舟 译

介 绍

根据美国整形美容外科医师学会（American Society for Aesthetic Plastic Surgery, ASAPS）2017 年的报告，脂肪抽吸术是美国第二位最常见的美容手术，手术量超过 30 万例[1]。脂肪移植隆臀是排名第 12 的美容手术，2017 年手术量超过 2 万例。这个数字较前一年提升了 25%，隆臀术正在成为整形外科完成例数增长最快的手术项目。

女性臀部的理想外形为圆形，并逐渐过渡融入双侧大腿外上侧。Mendieta[2] 描述了 4 种躯干/臀部类型：A 型、V 型、方型和圆型，其中 A 型被认为是最美观的类型。但是这种分类方式仅考虑了一半的视觉效果，其实臀部和大腿的直接关系也同样重要。Vartanian 等[3] 最近报道了一种理想的大腿，这项研究在人群中评估了理想的大腿外形及其与髋和臀部的关系。受访者选择了后位像大腿–臀部交角为 170° 作为最理想的外形，155° 次之。这意味着总体上大众认为相对于臀部的宽度，更宽的大腿基底更有吸引力。该研究纳入了超过 1 000 名受访者，男女基本各半，包含各年龄和种族的成年人。Ali[4] 认为，这些结果表明大众审美正在摆脱传统的以瘦腿为美的模式。整形外科医生应该考虑大众审美的偏好，在形体雕塑手术时尤其要避免将大腿、髋部和臀部孤立开来。

为了获得理想的臀部外形，虽然有时需要进行臀部脂肪移植，但臀部周围区域的脂肪塑形对最终美学效果的作用最为关键。腰背部、大腿上外侧及臀下脂肪卷状畸形的塑形，对臀部外形影响很大[5]。为完善臀部形态而进行大腿塑形时，需要特别注意一些粘连区域（图 9.1）。五处粘连区包括① 大腿下外侧髂胫束区；② 臀下皱襞；③ 臀外侧凹陷区；④ 大腿内侧中部区域；⑤ 大腿远端，腘横纹上方的区域。其中，维持臀下皱襞形态尤为重要，超声探针和吸脂针都应该避开此处。作者认为，区域 4，即大腿内侧中部区域，是抽吸相对禁忌区。对于大腿脂肪堆积严重的患者，经常需要精确抽吸该区域的脂肪，使大腿上内侧区域与膝内侧区域有良好的过渡[6]。

作者偏好使用 VASER 辅助脂肪抽吸术（VAL）进行形体塑形，包括抽取用于臀部移植的脂肪。VAL 手术的创伤远小于传统脂肪抽吸术（SAL）；效果精确美观，且并发症很

O. Garcia Jr. (✉)
Division of Plastic Surgery, University of Miami, Miller School of Medicine, Miami, FL, USA

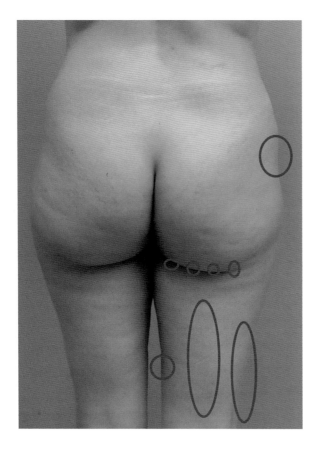

图 9.1 下肢脂肪抽吸时需避开的粘连区域。

少[7, 8]。此外，作者通过大宗病例报道发现，相较于 SAL，VAL 患者行腰背部形体塑形时出血量显著减少[9, 10]。采用临床推荐的参数设置，VASER 抽吸物为乳化的活脂肪细胞。多项研究确认了 VASER 抽吸物中脂肪细胞的活性[11, 12]。作者认为，评估吸取脂肪的活性时，用扫描电子显微镜观察脂肪抽吸样本比常规的细胞活性染色精确得多。脂肪细胞暴露在高水平超声能量下时，其电镜显示形态会发生改变，但这些细胞在某些情况下仍可被染色标记为活细胞[13]。此时抽吸物或许含有活脂肪细胞，但其形态异常，可能依旧不适合进行脂肪移植。电子显微镜研究显示，在临床推荐的能量和作用时间设置下，VASER 脂肪抽吸获取的脂肪细胞是正常的，形态未发生改变，且细胞分离良好[14]。这种情况下，VASER 脂肪抽吸获取的脂肪就会非常适合于脂肪移植。

术前考虑

对于臀部塑形，患者和医生必须对手术的美学目标达成一致。患者是需要一个更圆润、更健美的臀形还是仅需要一个更大的臀部？塑造圆润且健美的臀部通常不需要增加容量。有时单凭塑形不足以矫正臀部外形缺陷，还需要进行脂肪移植。但从作者的经验来看，仅需要少量至中等量的脂肪移植，很少需要在每侧皮下层注射超过 500 mL 的脂肪。近年来，一些医生术中脂肪注射的容量显著增加。每侧臀部注射 1 000 mL 以上的也并不少见，有时候甚至高达 1 500 mL！这种大容量注射需将脂肪注入肌肉层，从而使并发症发生率显著升高。

因脂肪栓塞造成的患者死亡在持续上升[15]，这也使得臀部脂肪注射变成了所有美容手术中死亡率最高的项目。

从安全的角度看，脂肪移植隆臀目前仍仅限于皮下组织层。当医生不再进行肌间脂肪移植，注射量就需要进行相应调整。为了不超过受区的可承受范围，患者脂肪移植极量的关键取决于组织顺应性和臀部整体的表面积。由于皮下脂肪移植的量有限，周围区域的脂肪需要抽吸得更为彻底，才能形成臀部丰满的视觉效果。

臀部塑形的患者术前摄像时，使患者处于站立位，双脚分开与肩同宽。去除所有衣物，暴露手术区域，以避免内裤或弹力带造成的组织变形。摄五张照片：后位、左右后斜位和左右侧位（图 9.2a～e）。作者通常还会再加一张包含大腿中上部到肩膀的完整后位像（图9.3），这可以评估臀部、腰部和上背部之间的关系。臀部塑形的术前标记以站立位进行。标记出脂肪抽吸区域，若要行脂肪移植，则受区也要仔细标记出来（图 9.4）。

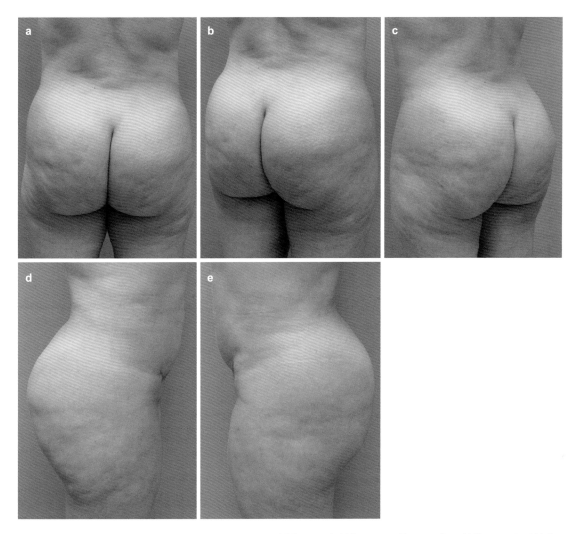

图 9.2 臀部塑形的术前图像，包括后位、左右后斜位和左右侧位。a. 后位；b. 右后斜位；c. 左后斜位；d. 右侧位；e. 左侧位。

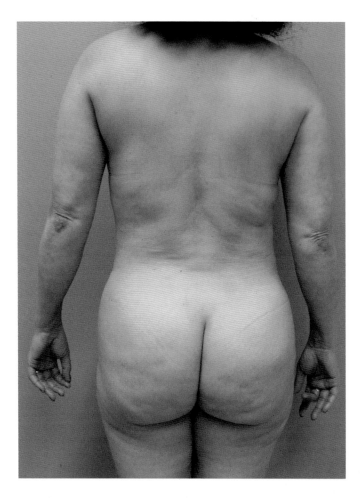

图 9.3　女性患者完整的后位像，可评估腰线轮廓。

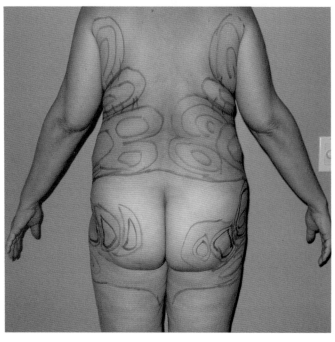

图 9.4　臀部塑形的术前画线标记。

手术技术

无论是否进行脂肪填充，臀部塑形时均要充分抽吸两侧髂腰的脂肪。马裤畸形和臀下区脂肪堆积也需要重点抽吸。男性在腰部大量脂肪抽吸后可获得理想的美学效果（细腰/宽背），与之相反，女性患者腰线塑形需延伸至上背部，避免后背形成男性化的外形（细腰/宽背）。

手术体位的选择尚有争议，一些人推荐俯卧位，以便更好地进行两侧后腰和背部的塑形，另一些人偏好侧卧位。俯卧位更方便一些，只需要患者在台上改变 2 次体位（仰卧位-俯卧位-仰卧位）。此外，这种体位可同时评估两侧的外形。侧卧位则要求患者在术中改变 3 次体位（仰卧位-右侧卧位-左侧卧位-仰卧位）。虽然侧卧位的手术时间稍长，但作者和其他有经验的形体塑形医生经常使用这种体位来进行腰围塑形[16, 17]。仰卧位时无法充分塑造腰围美学的重要标志——后三角。

由于脂肪抽吸的范围较广，患者通常在门诊全麻下进行手术。侧卧位需要塞压力垫和腋窝软枕。可在手术台上使用侧卧位手术定位器（Bean Bag Surgical Positioner, Medline Industries, Northfield, IL）来协助保持需要的体位。在非手术区用升温仪（Bair Hugger 3M, St. Paul, MN）加热静脉输液。如果肿胀液使用量比较大时，通常需要导尿来更好地监测尿量。肿胀液的原理在本书的其他章节已经进行了详细阐述（参见第四章）。对全麻患者，作者采用的配方是 1 mL 1∶1 000 肾上腺素 +1 L 乳酸林格液（室温）。腰背部采用 3.7 mm 双环 VASER 超声探针（Solta Medical, Bothell, WA），以 80% 的能量水平，在脉冲模式下进行超声治疗。脂肪抽吸采用 4.6 mm、3.7 mm 和 3.0 mm 的 VentX 抽吸针（Solta Medical, Bothell, WA）。术后使用 TopiFoam 敷料（Mentor Corp., Irvine, CA）和弹力塑形衣。

手术效果

一名 41 岁的超重女士就诊，希望改善腰围，同时完善腹部、髂腰部、背部和髋部的外形。我们推荐她进行 VASER 辅助腰腹及髋部环周脂肪抽吸术。手术在门诊全麻下进行。体位为右侧卧位-左侧卧位-仰卧位。侧卧位时使用侧卧位手术定位器来保持稳定。在非手术区用升温仪（Bair Hugger）加热静脉输液。采用全麻肿胀液配方［1 mL 1∶1 000 肾上腺素 + 1 L 乳酸林格液（室温）］。用注水泵以 400 mL/min 的速度注射。手术共计使用 7 L 肿胀液，其中腰背部注射 4 L。背部的超声治疗用 3.7 mm 双环 VASER 超声探针，以 80% 的能量水平，在连续模式下，每侧治疗 9 分钟。脂肪抽吸采用 4.6 mm、3.7 mm 和 3.0 mm 的 VentX 抽吸针。环周共抽吸出 6 150 mL，其中上层脂肪为 4 000 mL，后腰背部和髋部占 2 400 mL。后腰背部术后 1 年的效果如图 9.5a～d 所示。可见腰围处的大量脂肪抽吸直接改善了臀部轮廓，马裤畸形区域的突出度也略微降低了。

一名 22 岁的超重女性，想改善其躯干轮廓和臀部形状。我们推荐她进行 VASER 辅助腰腹部环周脂肪抽吸术。手术在门诊全麻下完成。手术体位为侧卧位（侧卧位手术定位器）和仰卧位。麻醉成功后尽快插入导尿管，在非手术区用升温仪（Bair Hugger）加热液体。用注水泵将肿胀液以 400 mL/min 的速度进行注射。手术共计注射肿胀液 8 L，其中 5 L 用于腰背部。超声治疗用 3.7 mm 双环 VASER 超声探针，以 80% 的能量水平，在脉冲模

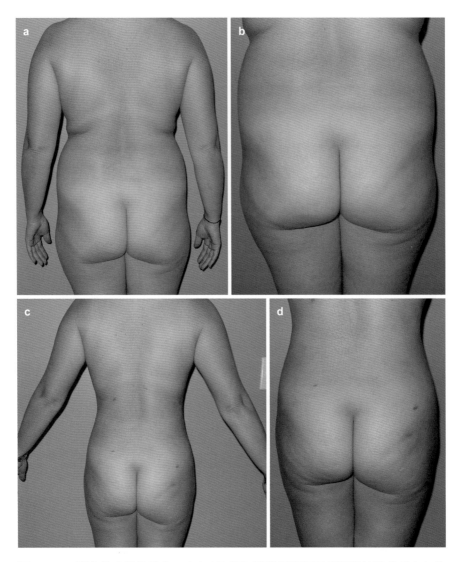

图 9.5   41 岁女性术前外观（a、b）。VASER 辅助腰腹部环周脂肪抽吸术后 1 年的效果（c、d）。

式下，每侧治疗 8 分钟。脂肪抽吸采用 4.6 mm、3.7 mm 和 3.0 mm 的 VentX 吸脂针。共吸出 5 980 mL，其中上层脂肪为 4 000 mL，后腰背部占 2 500 mL。术后 8 个月的效果如图 9.6a～f 所示。可见臀部轮廓得到了改善。虽然本次手术没有进行臀部填充，但后侧腰部的大量脂肪抽吸使臀部侧面突出度得到提升。

臀部塑形时，要避免将臀部与腰背部及大腿孤立开来。腰围塑形时抽吸大量脂肪对臀部形态有很大影响。降低马裤畸形的突出度，并且在臀下脂肪卷状畸形区进行细致的脂肪抽吸，对臀部轮廓塑形有正面协同作用。在一些臀部塑形的病例中，侧面突出度看上去有提升，但其实只是视觉效果，体积并未增大。大部分轮廓改善可以表现在患者的后位像中，因此这种手术对那些想要更圆润、更健美的臀部而不是更大臀部体积的患者有很大吸引力。以下病例是 VASER 辅助臀部塑形，未填充脂肪（图 9.7a、b，图 9.8a、b 和图 9.9a、b）。希望

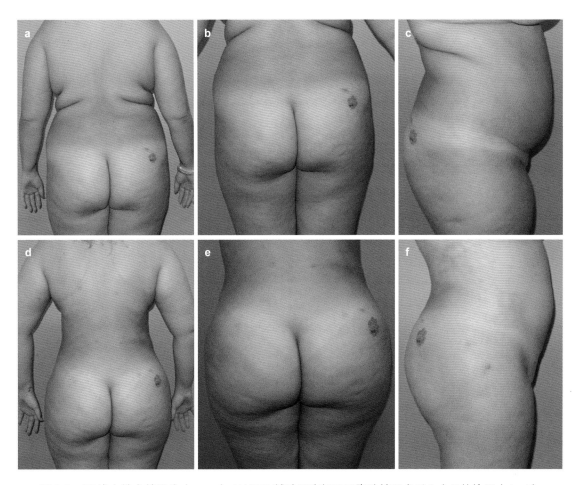

图 9.6　22 岁女性术前照片（a～c）。VASER 辅助腰腹部环周脂肪抽吸术后 8 个月的效果（d～f）。

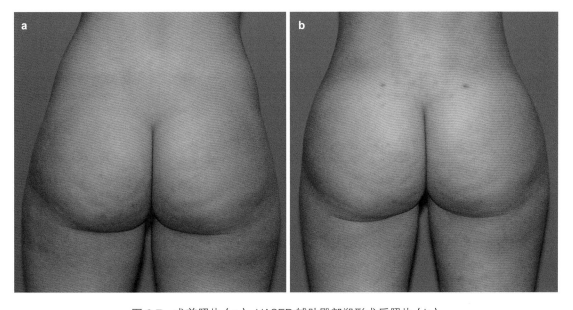

图 9.7　术前照片（a）。VASER 辅助臀部塑形术后照片（b）。

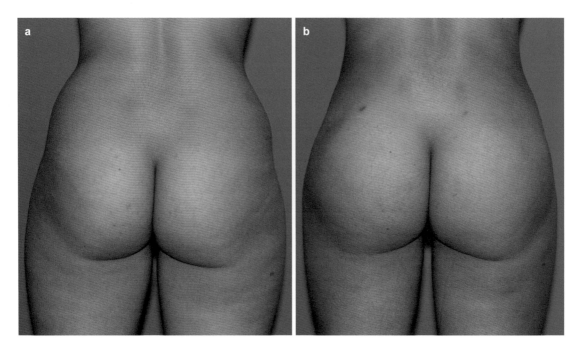

图 9.8　术前照片（a）。VASER 辅助臀部塑形术后照片（b）。

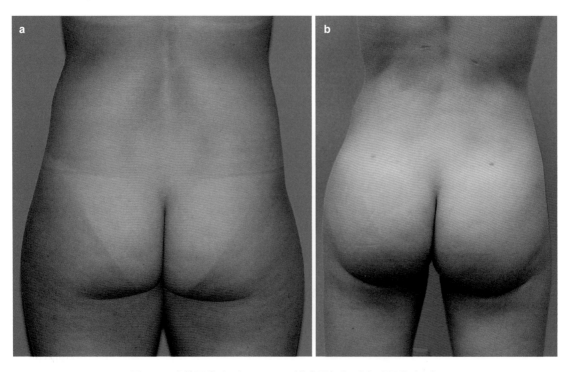

图 9.9　术前照片（a）。VASER 辅助臀部塑形术后照片（b）。

增加臀部突出度的患者可以进行臀部脂肪移植，然而精细的抽吸塑形可以使用较少量的脂肪移植即可达到理想的视觉效果。臀部半球的直径越大，维持突出度所需要的体积也越大。也就是说"不要增加臀部基底径，而是应该减少腰围"。安全行臀部脂肪填充的核心是仅在皮下层注射脂肪。受区所能容纳的移植物体积是有限的。该类手术的新理念应该是"多吸少填"。

参考文献

[1] The American Society for Aesthetic Plastic Surgery. Cosmetic Surgery National Data Bank, Procedural Statistics; 2017.

[2] Mendieta CG. The art of gluteal sculpting. Boca Raton: CRC Press; 2011.

[3] Vartanian E, Gould DJ, Hammoudeh ZS, et al. The ideal thigh: a crowd-sourcing assessment of ideal thigh aesthetic and implications for gluteal fat grafting. Aesthet Surg J. 2018; 38: 861−9.

[4] Ali A. Commentary on: the ideal thigh: a crowd-sourcing assessment of ideal thigh aesthetic and implications for gluteal fat grafting. Aesthet Surg J. 2018; 38: 870−2.

[5] Garcia O. Aesthetic body contouring of the posterior trunk and buttocks using third generation, pulsed, solid probe, internal ultrasound-assisted lipoplasty. In: Shiffman MA, Di Giuseppi A, editors. Body contouring: art, science and clinical practice. Berlin: Springer; 2010. p. 493−504.

[6] Garcia O. Liposuction of the upper and lower extremities. In: Aly A, Nahas F, editors. The art of body contouring: a comprehensive approach. New York: Thieme Medical Publishers; 2017. p. 361−95.

[7] Jewell ML, Fodor PB, de Souza Pinto EB, et al. Clinical application of VASER-assisted lipoplasty: a pilot study. Aesthet Surg J. 2002; 22: 131−46.

[8] De Souza Pinto EB, Abdala PC, Maciel CM, et al. Liposuction and VASER. Clin Plast Surg. 2006; 33: 107−15.

[9] Garcia O, Nathan N. Comparative analysis of blood loss in suction-assisted lipoplasty and third generation internal ultrasound-assisted lipoplasty. Aesthet Surg J. 2008; 28: 430−5.

[10] Garcia O. Comparison of blood loss in suction-assisted lipoplasty and third generation ultrasound-assisted lipoplasty. In: Shiffman MA, Di Giuseppi A, editors. Body contouring: art, science and clinical practice. Berlin: Springer; 2010. p. 565−73.

[11] Panetta NJ, Gupta DM, Kwan MD, Commons GW, Longaker MT. Tissue harvest by means of suction-assisted or third generation ultrasound-assisted lipoaspiration has no effect on osteogenic potential of human adipose derived stromal cells. Plast Reconstr Surg. 2009; 124(1): 65−73.

[12] Fisher C, Grahovac TL, Shafer ME, Shippert RD, Marra KG, Rubin PJ. Comparison of harvest and processing techniques for fat grafting and adipose stem cell isolation. Plast Reconstr Surg. 2013; 132(2): 351−61.

[13] Garcia O, Schafer M. The effects of non-focused external ultrasound on tissue temperature and adipocyte morphology. Aesthet Surg J. 2013; 33: 117−27.

[14] Garcia O. Liposuction for body contouring: discussion. In: Cohen MN, Thaller SR, editors. The unfavorable result in plastic surgery: avoidance and treatment. New York: Thieme Medical Publishers; 2018. p. 451−5.

[15] Cardenas-Camarena L, Bayter JE, Aguirre-Serrano H, Cuenca-Pardo J. Deaths caused by gluteal lipoinjection: what are we doing wrong? Plast Reconstr Surg. 2015; 136(1): 58−66.

[16] Mendieta CG. Buttock contouring with liposuction and fat injection. In: Rubin JP, Jewell ML, Richter DF, et al., editors. Body contouring and liposuction. Philadelphia: Saunders; 2013. p. 447−60.

[17] Garcia O. Ultrasonic liposuction. In: Rubin JP, Jewell ML, Richter DF, et al., editors. Body contouring and liposuction. Philadelphia: Saunders; 2013. p. 543−58.

第三篇

特殊应用

Special Applications

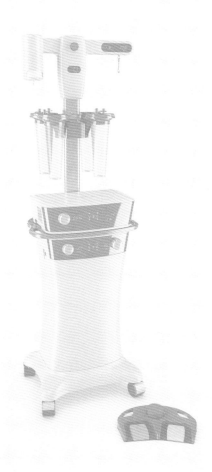

第十章

ultraBBL：术中实时超声引导的巴西提臀术

ultraBBL: Brazilian Butt Lift Using Real-Time Intraoperative
Ultrasound Guidance

Pat Pazmiño ｜ 郝 岩 译

介 绍

事实证明，在整形外科医生所实施的形体塑形手术中，臀部塑形及丰臀术是一种极为普及和有效的术式。

这在很大程度上是由患者的需求驱动的，因为在过去的 10～20 年里，社会对理想之美的概念不断扩展。现在，美可以表现为任意尺寸、各个形状。患者特意要求髋部及臀部丰满，这既可以作为独立手术，也可以作为乳房和形体塑形手术的辅助手术[1-4]。

单纯脂肪抽吸去除脂肪可凸显臀部形态。轻度不对称与凹陷也可以通过分离和转移脂肪有效纠正[5-7]。但是只有脂肪移植才能真正地丰臀。

脂肪移植丰臀已被整形外科文献证明有效，也在社交媒体上被医患双方热议[2,8]。这是一种极为有效的技术，但必须谨慎行事。

在过去的 10 年里，臀部脂肪移植术后的并发症和患者死亡数一直过高。肺脂肪栓塞是最常见的致命并发症，可因臀大肌内注射脂肪时不慎注入臀静脉所致[3,9-11]。血管内的脂肪移植物移动到心脏、肺和大脑，导致致命的结果。全球都有肺脂肪栓塞导致死亡的病例报道，但美国南佛罗里达是这些悲剧的中心。在过去 10 年里，仅在南佛罗里达，就有 15 例确诊死于肺脂肪栓塞的病例[12]（Lew, Emma, Letter to P. Pazmino, April 1, 2019）。作者观察了美国迈阿密戴德县法医对这些死者进行的尸检。尸检结果证实了这一致命并发症的二次打击假说：脂肪必须注射到臀深静脉周围的肌肉中，并且一定要损伤臀静脉。这些事件最常发生在脂肪注射到臀大肌或更深的肌肉时，脂肪移植针无意间损伤臀静脉，产生了一个破口，从而使脂肪移植物进入了静脉系统，而造成致命的结果[3]（Lew, Emma, Letter to P. Pazmino, April 1, 2019）。

P. Pazmiño (✉)
Voluntary Faculty, Division of Plastic Surgery, University of Miami, Miami, FL, USA
Private Practice, MIAMI AESTHETIC, Miami, FL, USA
e-mail: dr@ultraBBL.com

臀部脂肪移植安全多学会工作组（Multi-Society Task Force for Safety in Gluteal Fat Grafting）（Rubin, Mills, Saltz 等）审视了尸检结果，并设计了尸体研究方案来进一步深入研究这个问题。该工作组详尽描述了臀部的血管危险区，并阐明了更安全的入针角度和深度，以避免上述损伤。工作组同时发布了臀部脂肪注射安全指南，包括在脂肪移植过程中时刻警惕注射针头端，尤其是强韧的注射针，最重要的就是，始终保持在臀大肌表面，臀深筋膜浅面，避免肌肉内注射脂肪[13]。

南佛罗里达肺脂肪栓塞死亡病例的手术医生们使用的患者体位、切口入路、注射针种类和脂肪移植量千差万别，但所有死亡案例都有一个共同要素，那就是每个外科医生都坚持声称他们始终在臀深筋膜浅面的皮下组织注射脂肪。不幸的是，尸检结果并不支持这一说法（Lew, Emma, Statistics on mortality after fat grafting and liposuction in Miami Dade County, personal communication, 2019）。南佛罗里达的经验表明，在臀部脂肪移植术中，外科医生目前没有公认可靠的方法来始终明确他们的注射针尖端的位置。此外，外科医生也无法证明他们只在皮下注射脂肪，更不能证明他们从未在臀肌内注射脂肪，以从法医学上保护自己。

不能因为臀部脂肪移植可能存在危险，整形外科医生就必须将之摒弃。臀部脂肪移植是一种极为有效的手段，可以用来增加组织体积，纠正畸形，并创造出令人印象深刻的结果，其他任何方法都难以企及。因此，患者对此的需求仍将高涨。如果委员会认证的整形外科医生停止开展该手术，感兴趣的患者将会草率地选择去非法从业人员那里，他们会发生更多的并发症[12]，甚至发生更多的死亡。作为研究人员，整形外科医生必须钻研并确定如何安全稳定地进行臀部脂肪移植。

超声可以帮助整形外科医生实现这些目标。术前超声可用于评估患者被覆皮下组织的厚度和质量。在过去的 2 年内，出现了价格适中的无线便携超声设备，具备了手术室无菌区使用的条件。超声可视化可用于任何脂肪抽吸或注射系统[14]。术中实时超声显像有助于外科医生获取脂肪，并将脂肪精确移植到皮下的特定区域内。这不仅会使外科医生操作更加安全，而且会使他的表现更为出色——因为超声将成就能够掌控皮下解剖结构的外科医生。

臀部解剖与超声

骨盆的骨性结构、臀肌、臀部脂肪和皮肤在我们的文献中都有详实的描述[2, 15, 16]。超声可以帮助我们准确描绘和操控皮下区域。尸体解剖已经确认臀部存在着两层筋膜（图10.1）。

臀大肌的外表面被覆一层筋膜（臀深筋膜），臀部脂肪移植安全多学会工作组建议外科医生在术中不要穿透该平面[9, 13]。然而，在臀深筋膜浅面和真皮深面的皮下区域内还存在着第二层筋膜（臀浅筋膜）。臀浅筋膜很厚，充满了脂肪，只有在切开或超声显像时才能辨认。

臀浅筋膜类似于腹部的 Scarpa 筋膜，将皮下区域分为 2 个皮下间隙：皮下浅间隙（真皮到臀浅筋膜之间）和皮下深间隙（臀浅筋膜和臀深筋膜之间）[17]（图 10.2）。

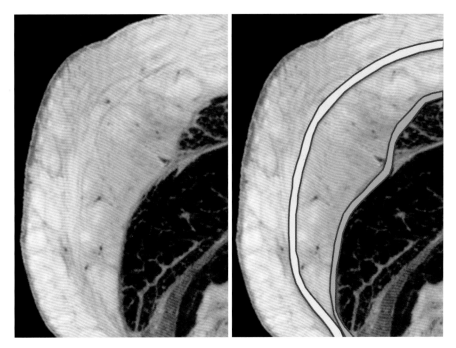

图 10.1　女性臀部横截面。臀深筋膜（绿色）位于臀大肌外表面的上方。臀浅筋膜（黄色）是一个明显的筋膜层，类似于前腹部的 Scarpa 筋膜，位于臀深筋膜浅层和真皮深层，将皮下区域分为 2 个空间。

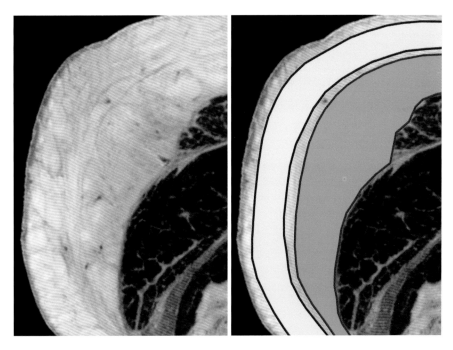

图 10.2　女性臀部横截面。臀浅筋膜将皮下区域分为 2 个空间。浅层皮下间隙（黄色）位于皮肤深层，臀浅筋膜浅层。深部皮下间隙（绿色）位于臀浅筋膜深层，臀深筋膜浅层。超声使外科医生能够准确地进入每个间隙并对其进行操作，同时始终保持在臀深筋膜浅层。

更重要的是，在临床上如果臀浅筋膜保持完好，它就可以保留住专门注射在其浅层或深层的脂肪移植物，就像香肠的肠衣一样。脂肪移植物注入皮下深间隙（臀深筋膜浅层和臀浅筋膜深层）后可以增加大量体积并做出漂亮的穹隆状臀部，效果类似于筋膜下假体。脂肪移植物精确注射到皮下浅间隙（臀浅筋膜浅层到皮肤深层），可以矫正浅表轮廓的畸形和凹陷。只有采用术中实时超声显像，才能准确稳定地将脂肪注射移植到皮下浅层或深层间隙。

另一个要记住的重点是整个皮下区域（包括臀部浅间隙和深间隙）的厚度从 1 cm（髋外侧）至 3～4 cm（臀部中央）不等。不同患者的厚度也可能存在很大差异。这意味着做臀部手术的医生必须在厚度不一、弧形穹隆下的较薄空间内进行注射移植。这种微小的变化因素可能是某些外科医生注射到肌肉内的原因，在盲视下，虽非出于其本意，但还是会无意中犯错。

外科医生使用术中实时超声，不仅可以避免肌肉内注射，而且可以准确地将脂肪移植物定位于皮下浅层或深层内。盲视下，两者均无可能实现。巴西提臀术中的实时超声检查不仅可以使脂肪移植更加安全，而且会更加有效和精确。

术前评估

如同所有的整形手术一样，在臀部塑形和脂肪移植之前，仔细的术前评估和计划是必不可少的。医患双方坐在一起，了解患者的目标、优先顺序和重点部位。手术前必须明确有无不对称，并讨论患者腰部、髋部、臀部、大腿和背部的术前形状。外科医生应该询问患者喜欢什么样的形状，并了解患者想要如何具体地改变他们的腰部、髋部、髋外侧最翘点、臀部、大腿和背部。在每个解剖区域内，应该评估骨骼框架、肌肉、脂肪层和皮肤，以确定这些组分对轮廓的影响。超声可以用来确定每个区域被覆皮下组织的厚度，并设计每个皮下空间脂肪移植的量和位置，以及确定应当松解粘连的每个部位。

数字成像可以模拟患者可能的术后形状，有助于向患者展示脂肪抽吸、移位和移植后的效果。其更大的用途是向患者展示无法达到的不现实的效果，使其期望切实合理。如果患者要求超大容量的效果，数字成像可以表明什么是安全合理的效果，与其讨论分期手术的问题。期望超大容量效果的患者，最好分期手术，可以向其标明保留脂肪的区域，以备二期手术时作为供区。

一旦确定了最终手术方案，外科医生应该进一步讨论患者的恢复情况、预期脂肪吸收率及术后活动限制等。

手术设备与设置

术中超声系统

在过去 7 年中，作者使用了 5 种不同的超声系统进行臀部脂肪移植。术中实时超声实际上可以用于任何抽吸针管及脂肪抽吸/移植器械。然而，当使用注射器系统进行脂肪移植时，外科医生需要双手操作。一只手必须把持注射器，另一只手推进针栓注射脂肪。在此状况下，必须由手术助手或手术技术员控制无菌超声探头，这就使其与手术医生难以协同一致。为了让外科医生同时控制脂肪移植系统和超声探头，我们将动力辅助脂肪抽吸系统（PAL, MicroAire, Charlottesville, VA）与蠕动泵联合应用，后者可以控制移植脂肪的推进。通过这种方式，手术医生可以通过扩增振动脂肪填充法（expansion vibration lipofilling, EVL）[18]单手注射脂肪，而用另一只手控制超声探头。

目前，用于术中实时超声的超声系统有两种：Clarius 超声（Clarius，6 400 美元）或 Butterfly iQ（Butterfly，1 999 美元，年费 420 美元）（图 10.3 和图 10.4）。Clarius 是一款 4～13 MHz 高频线性 L7 便携式、防水、无线超声探头（最大深度为 7 cm），可完全放置在无菌探头盖内，并将高分辨率超声视频传输到 Apple iOS 或 Android 平板电脑。Butterfly iQ 则是一个连接 Apple iOS iPhone 或 iPad 平板电脑的有线超声探头。Clarius 和 Butterfly 系统都会将他们的数据上传到云端，这样超声静止图像和视频就可以在计算机上访问或添加到病历中。

图 10.3　Clarius 超声探头是一种 4～13 MHz 高频线性 L7 便携式、防水、无线超声探头（最大深度为 7 cm），可以完全放置在无菌探头盖中，并且可以传输高分辨率超声视频到 Apple iOS 或 Android 平板电脑。

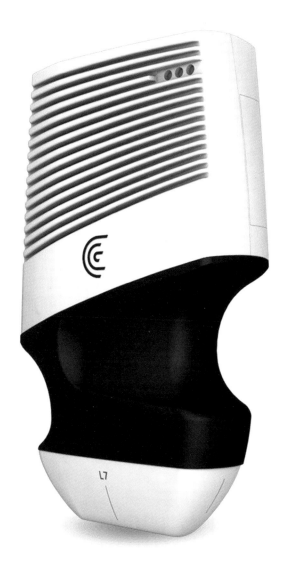

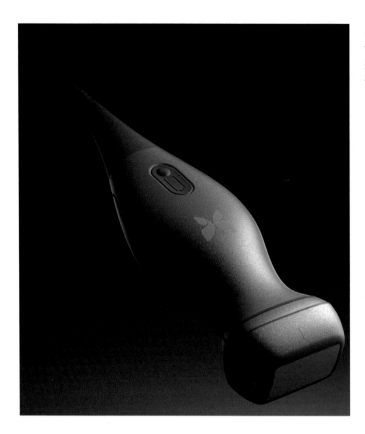

图 10.4　Butterfly iQ 超声探头是新一代探头，它使用微芯片而不是压电晶体来产生和传导超声波。这是目前与 iOS 设备兼容的有线系统。

脂肪收集罐

脂肪移植物最好保持液体状态，以便顺利推进、通过蠕动泵系统。抽吸的脂肪被收集于脂肪抽吸管路中的脂肪收集器。该收集器或罐通过抽吸导管连接在抽吸针管和脂肪抽吸机 / 吸引器之间。我们试用了市面上很多型号的收集罐，但首选却是最简单的一种——可重复使用的塑料罐，有盖且底部没开口或插头[19]。对于使用蠕动泵和 MicroAire 系统的脂肪移植手术，需要 2 种不同类型的脂肪抽吸导管。标准抽吸导管（两端均有大开口）（PSI-TEC 管，Ref PT-5558, Mentor, Irving, TX）用于将吸引器连接到罐盖。然后使用 MicroAire 锥形管（Ref PAL-1200, MicroAire, Charlottesville, VA）将罐盖上的另一端口连接到 MicroAire 吸脂针上。抽吸脂肪时，通过管道建立真空，吸入的脂肪都会被收集到罐子里。收集的脂肪抽吸物在重力和时间的作用下分层，从而使脂肪与肿胀液分离。在 EVL 过程中，脂肪收集罐底部的开口或端口在脂肪移植系统中会产生瓶颈效应，不推荐使用此类收集罐。

脂肪移植用蠕动泵

蠕动泵系统用于肿胀液注射，以及通过 EVL 进行可控的脂肪移植。无菌管插入套件[20]用于连接脂肪收集过程中使用的 2 个不同的脂肪抽吸管路。该套件提供了硅胶管嵌件，它被放置在蠕动泵中，以推动脂肪移植物在 EVL 过程中从罐里穿过管道并流出 MicroAire 管（图 10.5）。

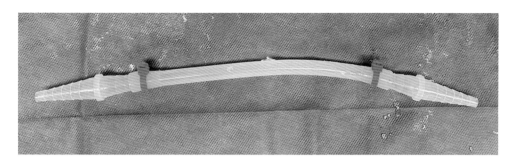

图 10.5 无菌硅胶管插入套件将标准脂肪抽吸导管（2 个大开口）与 MicroAire 管（1 个大开口，1 个锥形开口）连接起来，然后将硅胶管插入蠕动泵。外科医生可以通过连接到蠕动泵的脚踏板来控制脂肪移植物的流速。

手术技术

躯干脂肪抽吸和臀部脂肪移植是在全身麻醉下进行的门诊手术。没有哪种特定的麻醉方式能有效保护患者免受致命并发症，如脂肪肺栓塞的影响。真正保护患者的是确保没有肌肉内注射脂肪。超声显像可以持续地确定注射针尖端的实时位置，保障患者安全。ultraBBL 在全身麻醉下进行，以便于舒适有效地抽吸深层和浅层脂肪，并在患者处于俯卧位时维持气道。

患者诱导后的环周无菌消毒

环周消毒和铺单非常重要，其无菌区域涵盖躯体所有区域，并允许安全地改变体位，而不需要使用体位架、重新铺单、使用额外的担架或工作人员。在无菌状态下，30 秒内即可改变体位。目前，我们所有的形体塑形手术均采用这种消毒和铺单技术，以便对每一位患者进行环周治疗。

患者绝不会接受站立消毒，主要是因为患者和手术室工作人员都会感到极端不适；其次，他们爬上手术台时，通常会破坏无菌状况。诱导前的几分钟对于患者来说对手术的感觉很重要，通常也是他们对手术的唯一记忆。我们的所有患者都是从仰卧位开始，麻醉诱导后插管。双腿上使用连续加压装置。导尿管固定在患者的左大腿和左小腿内侧。导尿管从患者双脚间穿至手术台上，这种固定方式很重要，因为在多次改变体位时，可防止导尿管压迫神经或牵拉损伤尿道。

手术团队（包括无菌的外科技术员、未刷手的巡回护士、外科医生和麻醉医生 4 个人）为患者做环周消毒。外科技术员首先将防水的无菌台巾卷（44″×90″，Ref 8377，Cardinal Health，Waukegan，IL）滚动展开至中点，保持卷边在上方。

外科医生站在患者的左侧，将患者摆成面对外科医生的左侧卧位，麻醉医生固定气管导管并支撑头部，使颈部维持在中立位。以方形麻醉头枕维持头颈部的侧卧支撑（Wilson Foam Frame Kit，Ref FP-Wilson Cardinal Health Waukegan，IL）。然后，巡回护士为患者消毒（可选用任何消毒剂，此处使用聚维酮碘），从前腹脐部开始，上至右腰部和侧腹部，下至整个裸露的背部一直到手术台表面。背部消毒完毕后，外科技术员将无菌铺巾的卷起边缘放在暴露的手术台上，并将成卷的台巾尽可能推至患者下方。外科技术员再将一条半卷的蓝色铺巾放在骨盆水平的无菌台巾上。在之后所有的体位改变时，用其抬起患者。此时，护士刚刚消毒的区域为无菌区域，随后，该无菌面躺向其下方的无菌台巾上。

此时，患者重回仰卧位，整个消好毒的背部和右侧腰腹臀部现躺平在无菌巾单上。外科医生和巡回护士现在交换手术台旁位置，滚动患者，将之前消好毒的右侧腰腹臀部、背部和大腿置于无菌台上，将其置于右侧卧位，左侧腰腹臀部、背部和大腿向上暴露，准备消毒。此时，巡回护士开始消毒左侧躯干。当患者处于右侧卧位时，外科技术员展开身体底部的无菌单和蓝色铺巾，遮盖住手术台和托手板。至此，患者的两侧、侧腹、腰部、大腿和背部及其下方的手术台均为无菌状态。患者最终恢复仰卧位，巡回护士依次在手术台两侧消毒前腹部及侧面。

蓝色巾单覆盖生殖器、双侧大腿和乳房，使用订书钉固定。患者下半身（大腿中部到足部）覆盖 3/4 无菌治疗单（56″×76″，Ref 29350，Cardinal Health，Waukegan，IL）。上身和托手板覆盖大号无菌治疗单（77″×98″，Ref 9444，Cardinal Health，Waukegan，IL）。无菌单不要固定在患者或手术台上，以便改变体位时，患者能在无菌治疗单下自由转身。采用这种方式，改变体位时无需更换无菌单，即可在无菌状态下环绕患者躯干进行治疗。

脂肪抽吸与脂肪塑形

外科医生往往很难确定何时终止脂肪抽吸。一些外科医生记录单侧的抽吸量，对侧抽吸量则与之匹配。其他外科医生在一个治疗区域时，计算脂肪抽吸或 VASER 治疗的分钟数，以便对侧与之匹配。我们必须铭记在心的是，脂肪抽吸的最终目的是塑形。雕塑家不会关注移除石块的重量，而是继续雕琢另一侧的石块，直到移除同等数量的石块。如同其他雕塑一样，我们脂肪抽吸的终止标准必须是符合解剖及对称。

脂肪抽吸的解剖学终止标准应该是整个躯干的皮肤脂肪瓣厚度保持一致，并最终形成患者所要求的特定解剖形状。首先要在手术前评估所有治疗区域的皮肤和脂肪厚度，突出标记不对称性。采用适宜的策略以不同方式去除脂肪，直到皮瓣厚度一致。

用于躯干脂肪抽吸和移植的切口设计应满足可以通向所有治疗区域，并且位于不显眼的部位。在前腹部，将 1 个切口定于肚脐内 12 点钟位置。双侧腹股沟皱襞上也各做 1 个切口，以进入前腹部、侧腹部、腰部及大腿。在背部，我们做 2 个臀上切口、2 个臀下切口和 1 个臀中切口（图 10.6）。

当患者消毒铺巾完毕后，我们就会在前腹部做 3 个切口——1 个在脐内基底处，另外 2 个腹股沟切口均位于比基尼线以下。每个切口内都放置了皮肤保护器，以最大限度地减少擦伤和皮肤创伤。肿胀液为 1 安瓿肾上腺素 +1 L 生理盐水（肾上腺素浓度为 1∶1 000 000），加温后用于所有治疗区域。一个典型的 ultraBBL 病例共需使用 4 000～5 000 mL 的肿胀液。肿胀液通过 MicroAire 系统，使用 3 mm 分解式篮状抽吸针（exploded basket cannula）注射到各治疗区域，即所谓分离肿胀同步（simultaneous separation and tumescence，SST）技术[18]。根据 Del Vecchio 和 Wall 的描述，这可以分离皮下组织且使肾上腺素更快地促进血管收缩。

图 10.6　臀后入路切口：臀上切口用于获取背部、腰部、臀部及侧腰部脂肪，并将脂肪移植到穹隆顶端和髋外上区域。臀中切口用于背部、背阔肌下部的脂肪抽吸，臀上部塑形及穹隆顶端和臀上区域的脂肪移植。臀下切口用于臀部和大腿外侧的脂肪抽吸、转移及移植。

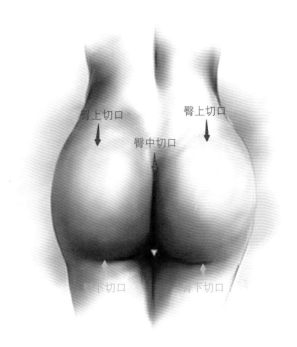

更重要的是，脂肪分离是形体塑形手术的关键理念[7]。在进行形体塑形时，只有在吸力作用下才会产生畸形。当脂肪在没有吸力的情况下移位或分离时，就不会发生畸形。因此，建议在进行抽吸之前尽可能地分离脂肪。在渗透肿胀液后、脂肪抽吸之前，用 5 mm 分解式篮状抽吸针进行脂肪分离，可以使肾上腺素继续发挥作用，离断纤维和松解粘连，便于随后的吸取，并产生少量脂肪移植物，可以填充和纠正局部轻度凹凸不平。持续进行脂肪分离，直至注水针可以毫无阻力地通过治疗区域为止。到目前为止，我们还没有施加任何吸力。分离阶段完成，可以开始抽吸脂肪。首先抽吸深部筋膜浅面的深层脂肪，并逐渐向浅层抽吸，直至达到适宜的皮肤脂肪瓣厚度和解剖形态为止。

我们抽吸脂肪的目的是将所有治疗区域的皮肤脂肪瓣厚度减至 1.5～2 cm。大直径抽吸管并不会造成凹凸不平和管状抽吸痕迹。只有过高吸力将脂肪从周围组织中撕脱时，才会出现上述畸形。5 mm 分解式篮状抽吸针可以用于脂肪的分离和获取。大直径分解式篮状抽吸针非常适合脂肪分离，但任何类型的抽吸针管（吸脂针）均可获取脂肪。获取脂肪可以采用大直径抽吸管，因为脂肪并非是被负压撕脱的，所以不会出现凹凸不平和管状抽吸痕迹——在分离阶段，脂肪是在无负压的情况下被分离出来的，因而抽吸时仅有松散的脂肪被获取。

为了形成厚度均匀环绕躯干的皮肤脂肪瓣，我们首先在患者一侧腰部和侧腹部抽吸确定好厚度，然后在对侧形成与此匹配的厚度，最后在整个前腹部和背部形成同样厚度的皮肤脂肪瓣。因此，每次手术都应该从患者侧卧位开始，因为这样可以使腹部内容物向下移，并能让我们充分接触到腰部、髂部、下背部、左侧肋缘及左腹前外侧的深层脂肪。

手术开始时，患者处于右侧卧位（左侧朝上）。以臀上和臀中切口为入路进入左大腿外侧、臀部、腰部、髂部、下背部、左侧肋缘和左腹前外侧。上述区域注射肿胀液后，无负压分离皮下组织，随后负压抽吸脂肪。左侧完成后，患者被改换为左侧卧位（右侧向上），在右侧大腿、臀部、腰部、髂部、下背部、右侧肋缘和右腹前外侧注入肿胀液，无负压分离皮下组织。最后，通过抽吸将松散的脂肪吸出来。持续抽吸，直到该侧的皮肤脂肪瓣厚度与对侧一致。此时，患者恢复仰卧位，抽吸前腹部，使其皮肤脂肪瓣厚度与两侧相匹配。如果患者要求进一步的脂肪塑形或腹部雕塑，也在此时进行。大腿内侧也可以在仰卧位进行抽吸。脂肪抽吸完毕后，通过腹股沟切口放置引流管并妥善缝合固定，然后将患者转换为俯卧位。此时，需要检查吸气峰值压力，如果与仰卧位相比有明显增加，则可沿侧胸纵向放置软胸垫。根据我们的经验，只有不到 1% 的情况下需要这么做。俯卧位是双侧背、下背、骶区和臀上形体塑形的理想体位。所有区域均注射肿胀液，进行无负压脂肪分离，随之负压抽吸松散脂肪，直至达到适宜的皮肤脂肪瓣厚度，并获得拟定的解剖形态为止。这时，患者就已经准备好接受实时术中超声引导下的脂肪移植了。

利用 MicroAire 系统进行脂肪移植

臀部脂肪移植安全多学会工作组建议使用直径大于 3 mm 的刚性注脂针，以避免针管在穿过臀部组织时意外折角或弯曲。他们还警告了许多针管可能在鲁尔接口（Luer interface）处弯曲，并推荐了一种刚性更强的系统[7, 13]。更重要的是，如果外科医生在注射过程中用一只手握住注射器，另一只手推动针栓，那么在脂肪移植过程中，就没有空闲的手感知注脂针尖端了。基于这 3 个重要原因，作者推荐使用动力辅助脂肪抽吸系统（PAL, MicroAire, Charlottesville, VA），配合蠕动泵在注射过程中推进脂肪移植物，描述得更确切些叫作扩增振动脂肪填充（EVL）[18]。为了保证脂肪顺利、可控地通过管道系统推进，脂肪移植物应该是液态的。脂肪获取后，脂肪抽吸物通过重力沉降，去除底部水分，留下静止的液态脂肪抽吸物用于脂肪移植。

为了最大限度地减少耗材和成本，用于获取脂肪的导管们被拼接在一起，并可重复用于脂肪移植。脂肪抽吸管（两端均有大开口）（PSI-TEC 管，Ref PT-5558, Mentor, Irving, TX）连接到硅胶管插入套件，然后连接到 MicroAire 管（一端大开口，一端锥形开口）（Ref PAL-1200, MicroAire, Charlottesville, VA）。连接成功后，脂肪抽吸管的大开口端被接入脂肪收集罐，硅胶管插件被连在蠕动泵上，导管系统的锥形端口则被连接到用于脂肪移植的 MicroAire 注脂针上。

多种类型的注脂针均可用于脂肪移植。作者更喜欢"棒棒糖"注脂针（Helix Tri-Port Ⅲ, MicroAire），因为有多个开口，避免了像其他单孔针有可能造成的阻塞，并且所有开口都在同一面上，允许在皮下空间进行精确的定向脂肪移植（图 10.7）。

脂肪移植是在术中实时超声引导下通过臀中和臀上切口入路进行的。臀下入路仅适用于大腿外侧和髋部。

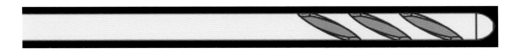

图 10.7 "棒棒糖"注脂针（Helix Tri-Port Ⅲ, MicroAire），用于脂肪移植，因为多个开口避免了脂肪移植可能造成的堵塞，并且所有开口只在针的一侧，保证了精确定向的脂肪移植。

脂肪移植术中的实时超声显像

强化臀部所有的术前标记，包括标示臀部最高凸度投影点的水平线（位于臀间沟中点水平），以及需要增添容量、粘连松解、不对称矫正等其他区域。

将 Android 或 iOS 平板电脑安装在面向臀部区域和外科医生的输液架上。将便携式无线超声探头和蓝牙计算机鼠标放入无菌探头盒（6″ × 48″ Soft Flex Probe Cover REF 20-PC648，Advance Medical Designs Marietta, GA）并放置于手术区域。超声探头被置于第一治疗区域（臀部中央丘）皮肤表面，无菌计算机鼠标用于调整超声探头的深度、增益、模式和对比度。开始记录超声引导下的脂肪移植手术。

外科医生单手握持 MicroAire 手柄和注脂针，另一只手持超声探头观察注脂针头端，并用脚踏控制液态脂肪移植物的推进。

首先臀部中央移植脂肪，增加臀中央穹窿凸度，然后向臀外侧延伸，最后进入臀上和臀内侧区域。经臀上或臀中切口置入注脂针，推进至治疗区域，直到超声可见为止。在超声引导下，将注脂针尖端置入皮下深层间隙（臀浅筋膜深面至臀深筋膜浅面），并精确地注射脂肪移植物，以形成明显的臀中央穹隆。始终观察注脂针尖端，小心避免将尖端插入臀深筋膜深面，以免肌肉内注射脂肪。皮下深层间隙内的任何粘连都可以看到并松解，使得脂肪移植物可以均匀分布于整个区域。为了矫正浅表皮肤的凹陷和不对称，还要专门处理皮下浅层间隙（臀浅筋膜浅面至皮肤深面）。首先在皮下浅层间隙内进行超声引导下的脂肪分离和粘连松解，然后针对性地注射脂肪。要注意保持臀浅筋膜的完整，因为其将皮下浅层、深层间隙完整隔离，避免脂肪溢出形成凹凸不平。通过这种方式，可以在每个解剖区域中分别处理这两层皮下间隙（图 10.8～图 10.16）。

术中实时超声引导脂肪移植使外科医生能够自始至终避免穿透臀深筋膜，并防止意外的肌肉内脂肪移植注射。它还可以让外科医生在皮下组织结构中准确地操作，并精确地将脂肪移植到皮下深浅间隙。可以很容易地制作整个脂肪移植过程的超声视频，作为确凿的文件，证明在任何时候医生都没有进行肌肉内注射。术中实时超声可以精确地将脂肪移植到皮下间隙，确保患者和外科医生的安全。

病例展示

病例一

一位 42 岁西班牙裔女性，孕 1 产 1，表现为腹部、腰部、侧腹部和大腿脂肪堆积，双侧臀部及髋部体积减小、不对称并下垂。患者希望纠正腹部和背部的脂肪堆积，并使臀部轮廓更圆更饱满。我们对患者进行了体格检查，发现她有明显的前腹部、腰部、侧臀部、下背部和骶区脂肪堆积、臀部外侧凹陷和容积减少，以及臀部下垂。

患者的诉求

患者说她想从前腹部、腰部和侧腹部抽取尽可能多的脂肪。她还表示，想要一个较低的腰臀比（＜ 0.6），并希望填补臀部外侧的凹陷。

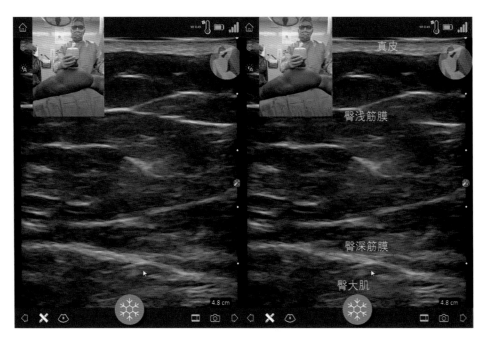

图 10.8　中央穹隆预注射：Clarius 便携式无线超声探头放置在臀部中央穹隆表面。探头正在将图像传输到面对外科医生的平板电脑上。真皮、臀浅筋膜、臀深筋膜和臀大肌均可见。臀大肌上表面覆盖有臀深筋膜，位于皮肤下方 4 cm。图像右侧的每个白点距离探头表面 1 cm。在注射前，患者的臀浅间隙（位于皮肤深面至臀浅筋膜浅面）大约 1.5 cm 厚。臀深间隙（臀浅筋膜深面至臀深筋膜浅面）在注射前约 2 cm 厚。

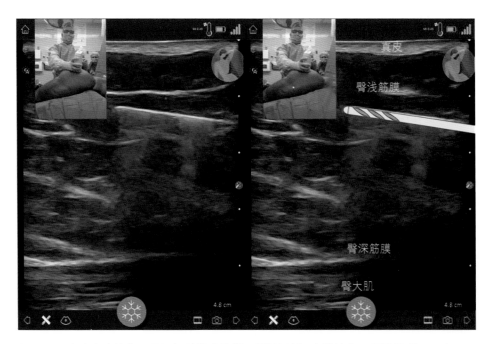

图 10.9　中央穹隆处位于臀深间隙的注脂针："棒棒糖"注脂针位于臀浅筋膜正下方，面向深层。它使臀浅筋膜向上方移位，以扩大臀深间隙。臀深筋膜和臀大肌位于皮肤表面以下 4 cm 处。

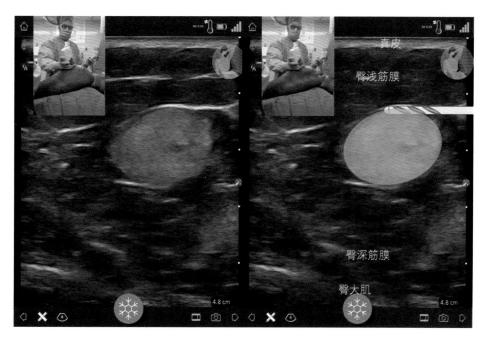

图 10.10　中央穹隆处的脂肪移植物已注出针管。脂肪移植开始于液态脂肪移植（浅灰色低回声气泡），将"棒棒糖"注脂针的下表面留在臀浅筋膜深层和皮下深间隙内。

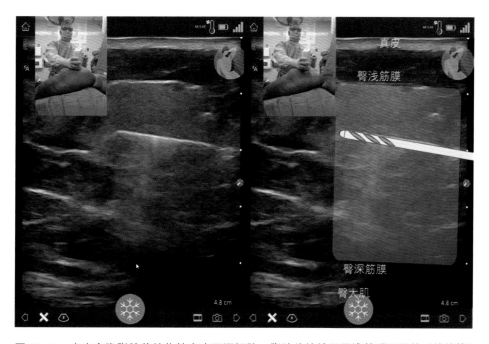

图 10.11　中央穹隆脂肪移植物扩充皮下深间隙。脂肪移植始于臀浅筋膜深层的"棒棒糖"注脂针处。当臀深间隙的浅层被填满后，注脂针向深层下降 0.5 cm，以填充和扩大臀深间隙。

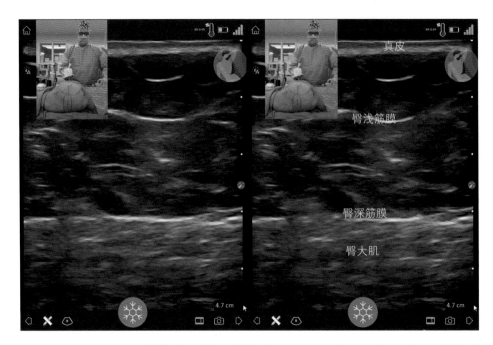

图 10.12　中央穹隆处臀浅筋膜深层的注脂针，病例二。在这位不同的患者中，两层筋膜均可见。注射前皮下浅间隙厚 1.4 cm，皮下深间隙厚 1.6 cm，臀深筋膜在皮下 3 cm 处。

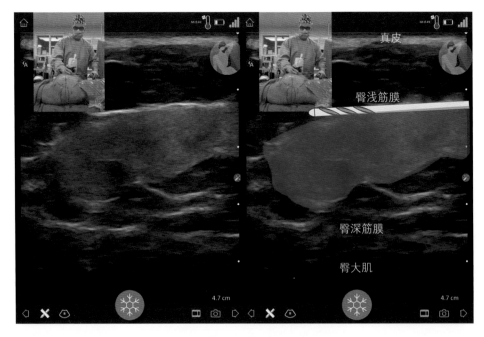

图 10.13　中央穹隆，病例二。"棒棒糖"注脂针插入臀浅筋膜正下方，朝向深层。皮下深间隙自浅向深填充。臀浅筋膜保持完好，并保留其深层的脂肪移植物，就像香肠的肠衣一样。

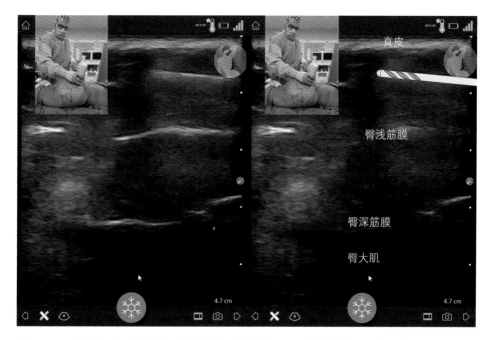

图 10.14　臀上轮廓，注射前。"棒棒糖"注脂针位于臀浅筋膜浅层，皮下浅间隙内。超声引导可以精确定位薄层皮下空间。

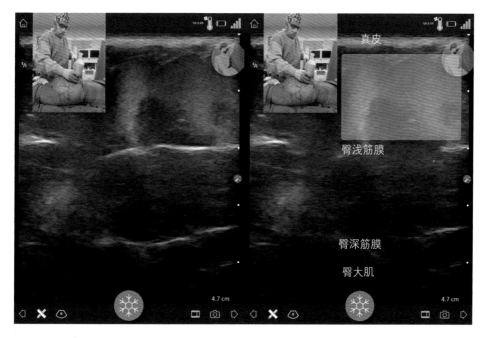

图 10.15　脂肪移植后的臀上肌轮廓。脂肪移植使皮下浅间隙从 1.7 cm 扩大到 2 cm 厚。臀深间隙保持不变。

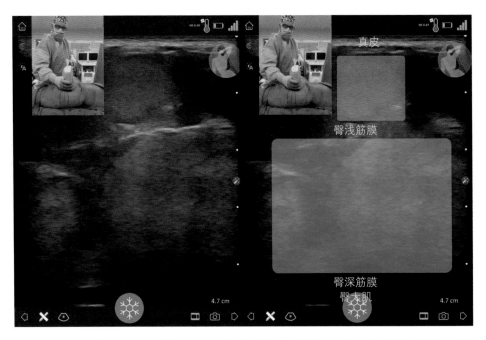

图 10.16   臀部外侧，脂肪移植到两层间隙后。脂肪移植扩大了皮下浅深间隙空间。当填充臀部外侧时，这是必不可少的。

手术挑战

背部和骶区的纤维组织可能会使这些重要解剖区域的脂肪分离和提取变得困难。脂肪移植后的臀外侧轮廓将依赖于脂肪移植的存活，这使得单独使用臀外侧脂肪移植很难达到理想的腰臀比（图 10.17）。

手术方案

- 首先无负压分离所有区域脂肪，然后在负压下抽出脂肪。
- 在中央穹隆最突处、臀上区和臀部外侧进行深层脂肪移植。
- 在浅层间隙进行脂肪移植，矫正臀部外侧的浅表凹陷。
- 为了更可靠地达到患者想要的腰臀比，在腰部和两侧臀部充分抽吸脂肪，而不是仅依赖臀部外侧脂肪移植物的存活。

结果

患者接受了超声引导的巴西提臀术（ultraBBL），腹部、腰部及骶区脂肪分离和脂肪提取。在超声引导下每侧臀部接受了 900 mL 的脂肪移植。在皮下深间隙（臀深筋膜浅层和臀浅筋膜深层）注射了 700 mL 脂肪移植物，以增加臀部容积、中央穹隆和髋关节外侧的突度。接着我们将 200 mL 脂肪移植到她双侧髋关节外侧的皮下浅间隙内（臀浅筋膜浅层和皮肤深层）。术后 6 个月的效果如图 10.18 和图 10.19 所示，患者对外观感到满意。

外科医生的分析

进一步抽取大腿外侧脂肪，以及在臀部最突点（臀间沟中点水平）的外侧进行额外的深

图 10.17　超声引导的巴西提臀术。病例一：超声引导下脂肪移植计划。计划将臀部脂肪移植到皮下深间隙（绿色），以增加体积和突度。脂肪移植到皮下浅间隙（黄色）则可以补充深层容积，纠正表面的不规则。

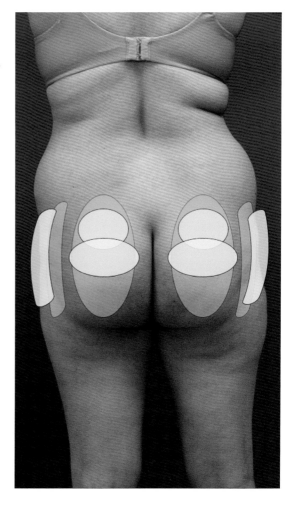

间隙内脂肪移植，可以改善这一结果。当矫正髋关节外侧紧绷或皮肤不规则时，必须注意避免皮下浅间隙注射过多，以防皮肤变形或不规则突起。

病例二

一位 27 岁的未育非洲裔美国女性，表现为腹部、腰部、双侧臀部和大腿的脂肪堆积，以及双侧臀部体积减小、不对称和下垂。对患者进行了体格检查，发现她有明显的前腹部、腰背部和骶区脂肪堆积、臀部外侧容积减少和臀部下垂。

患者的诉求

患者希望从腹部、腰部、两侧臀部和背部抽取尽可能多的脂肪。她还表示想最大限度地扩大臀部体积，创造一个球形的轮廓。患者要求较低的腰臀比（＜ 0.6）和最大的臀部突度（臀间沟中点上方 2 cm）。

手术挑战

背部和骶区的纤维组织可能会使这些重要解剖区域的脂肪分离和提取变得困难。脂肪移

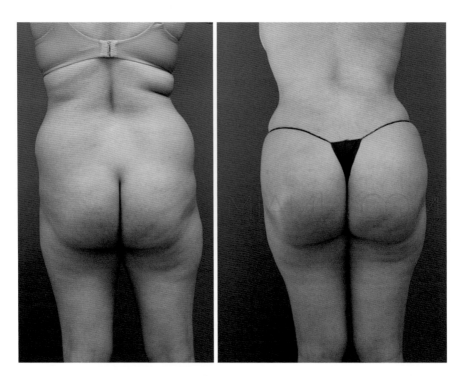

图 10.18　超声引导的巴西提臀术。病例一，术后 6 个月的效果，后位图。

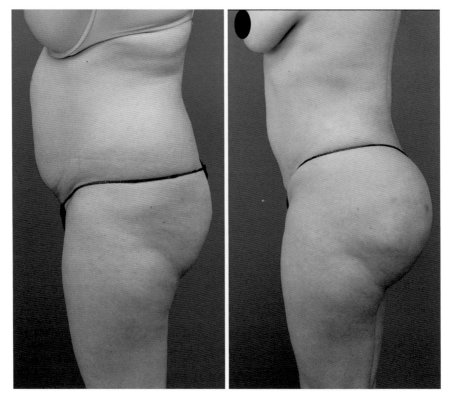

图 10.19　超声引导的巴西提臀术。病例一，术后 6 个月的效果，侧位图。

植后的臀外侧轮廓将依赖于脂肪移植的存活，使得仅靠臀外侧脂肪移植很难达到理想的腰臀比。臀外上方有更多的纤维组织，使臀部最高突点的完成变得困难。

手术方案

- 首先无负压分离所有区域脂肪，然后在负压下抽出脂肪（图10.20）。
- 深层脂肪移植至中央穹隆、臀上区和臀部最高突点的外侧。
- 预计在脂肪移植前后，在臀外侧的两层间隙内进行额外粘连松解，使移植物分布均匀。
- 浅层脂肪移植矫正臀外侧浅凹陷。
- 为了更可靠地达到患者想要的腰臀比，在整个腰部和侧臀部充分抽取脂肪，而不是仅依靠臀部外侧脂肪移植物的存活。

结果

该患者接受了超声引导的巴西提臀术（ultraBBL），在术中实时超声显像下进行脂肪移植。患者先进行无负压脂肪分离，并利用负压抽吸获取腹部、腰部、侧臀部、下背部和骶区脂肪。小心去除腰部、侧臀部及骶上三角的凹陷。然后双侧各进行了1 000 mL的脂肪移植。

图10.20　超声引导的巴西提臀术。病例二：超声引导下脂肪移植计划。臀部脂肪移植计划到皮下深间隙（绿色），以增加突度和体积。脂肪移植到皮下浅间隙（黄色）将补充深层体积和纠正表面的不规则。

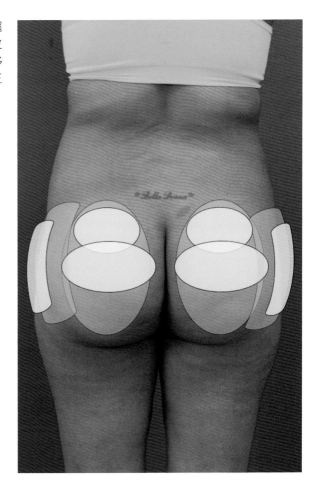

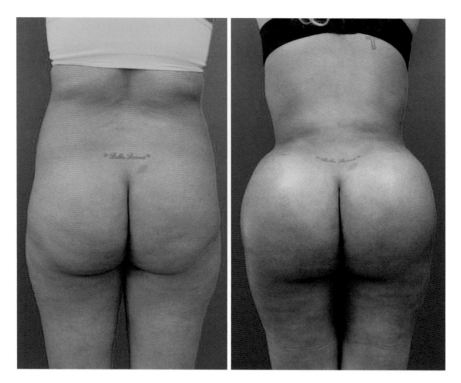

图 10.21　超声引导的巴西提臀术。病例二，术后 9 个月的效果。

将 700 mL 脂肪移植物置于皮下深间隙（臀深筋膜浅层和臀浅筋膜深层），以增大臀大肌容积、中央穹隆突度和臀上轮廓。在臀外侧的深浅间隙内进行粘连松解，注意保持臀浅筋膜的完整。然后，我们将 300 mL 脂肪移植到她臀外侧的皮下浅间隙内（臀浅筋膜浅层和皮肤深层）。脂肪移植后进行进一步的粘连松解，以确保脂肪移植物在两个间隙的均匀分布。患者展示了术后 9 个月的结果，并对其感到满意（图 10.21）。

外科医生的分析

通过缩减腰部躯干的周长，而不是通过在臀外侧增加脂肪移植物，患者可以获得理想的腰臀比。一旦比例确定，脂肪移植可以用来突出臀峰，并在臀上部和大腿下部平滑过渡。使用超声测量大腿外侧皮下区域的厚度可以帮助提取脂肪，并产生更为对称的手术结果。

结 论

臀部脂肪移植是一种极为有效的形体塑形技术，其优异的效果，单纯采用植入物或脂肪抽吸术无法获得。这种手术对技术要求很高，而且由于致命并发症发生率过高，建议外科医生避免肌肉内注射，仅在臀深筋膜浅面的皮下间隙内进行脂肪移植。然而，皮下间隙是一个薄的弧形穹隆，厚度从臀部外侧 1 cm 到臀中央 3～4 cm 不等。若不采用术中显像，则难以安全完成。术中实时超声引导脂肪移植使外科医生能够避免肌肉内注射，并能把控臀浅筋膜上下的皮下间隙，以精确控制脂肪移植的体积和分布，创造突度，并纠正表面的不规则。外科医生还可以制作整个手术过程的超声视频，以记录他们始终位于臀深筋膜浅层的操作，并分析脂肪移植物的置入会如何影响最终临床结果。如果没有超声，这一切都是不可能的。术中实时超声现在是一种经济上可负担的工具，可以与任何脂肪移植系统配合使用，这些系统不仅可以使巴西提臀术更为精确、更有影响力，而且更加安全。

参考文献

[1] Roberts T. Augmentation of the buttocks by micro fat grafting. Aesthet Surg J. 2001. https: //doi.org/10.1067/maj.2001.117926.

[2] Mendieta C, Stuzin JM. Gluteal augmentation and enhancement of the female Silhouette: analysis and technique. Plast Reconstr Surg. 2018; 141(2): 306−11.

[3] Mofid MM, Teitelbaum S, Suissa D, Ramirez-Montañana A, Astarita DC, Mendieta C, Singer R. Report on mortality from gluteal fat grafting: recommendations from the ASERF task force. Aesthet Surg J/Am Soc Aesthet Plast Surg. 2017; 37(7): 796−806.

[4] Wall S Jr, Del Vecchio D. Commentary on: report on mortality from gluteal fat grafting: recommendations from the ASERF task force. Aesthet Surg J/Am Soc Aesthet Plast Surg. 2017; 37(7): 807−10.

[5] Saylan Z. Liposhifting instead of Lipofilling: treatment of Postlipoplasty irregularities. Aesthet Surg J. 2001. https: //doi.org/10.1067/maj.2001.114896.

[6] Abboud MH, Dibo SA, Abboud NM. Power-assisted liposuction and Lipofilling: techniques and experience in large-volume fat grafting. Aesthet Surg J/Am Soc Aesthet Plast Surg. 2019. https: //doi.org/10.1093/asj/sjz019.

[7] Wall SH, Lee MR. Separation, aspiration, and fat equalization. Plast Reconstr Surg. 2016. https: //doi.org/10.1097/prs.0000000000002808.

[8] Condé-Green A, Kotamarti V, Nini KT, Wey PD, Ahuja NK, Granick MS, Lee ES. Fat grafting for gluteal augmentation: a systematic review of the literature and meta-analysis. Plast Reconstr Surg. 2016; 138(3): 437e−46e.

[9] Villanueva NL, Del Vecchio DA, Afrooz PN, Carboy JA, Rohrich RJ. Staying safe during gluteal fat transplantation. Plast Reconstr Surg. 2018; 141(1): 79−86.

[10] Villanueva NL, Del Vecchio DA, Afrooz PN, Rohrich RJ. Reply: staying safe during gluteal fat transplantation. Plast Reconstr Surg. 2018; 142(4): 594e−5e.

[11] Cárdenas-Camarena L, Bayter JE, Aguirre-Serrano H, Cuenca-Pardo J. Deaths caused by gluteal lipoinjection: what are we doing wrong? Plast Reconstr Surg. 2015; 136(1): 58−66.

[12] Rapkiewicz AV, Kenerson K, Hutchins KD, Garavan F, Lew EO, Shuman MJ. Fatal complications of aesthetic techniques: the gluteal region. J Forensic Sci. 2018; 63(5): 1406−12.

[13] Multi-Society Task Force for Safety in Gluteal Fat Grafting (ASAPS, ASPS, ISAPS, IFATS, ISPRES). Urgent warning to surgeons performing fat grafting to the buttocks (Brazilian Butt Lift or 'BBL'). 2018.

[14] Cansancao AL, Condé-Green A, Vidigal RA, Rodriguez RL, D'Amico RA. Real-time ultrasound-assisted gluteal fat grafting. Plast Reconstr Surg. 2018; 142(2): 372−6.

[15] Mendieta C. The art of gluteal sculpting. New York: Thieme Medical Publishers; 2011.

[16] Shermak M. Body contouring. New York: McGraw Hill Professional; 2010.

[17] Stecco C, Hammer W, Vleeming A, De Caro R. Subcutaneous tissue and superficial fascia. Funct Atlas Hum Fascial Syst. 2015. https: //doi.org/10.1016/b978-0-7020-4430-4.00002-6.

[18] Del Vecchio D, Wall S Jr. Expansion vibration lipofilling: a new technique in large-volume fat transplantation. Plast Reconstr Surg. 2018; 141(5): 639e−49e.

[19] Medela Reusable Collection System. n.d. Accessed 14 Apr 2019. https: //www.medelahealthcare.us/solutions/professional-vacuum-solutions/fluid-collection/reusable-fluid-collection-system.

[20] New World. Silicone insert kit for fat grafting. n.d. Accessed 14 Apr 2019.www.newworld.one.

第十一章
硅胶注射并发症的超声治疗
Ultrasonic Treatment of Silicone Injection Complications

Katherine H. Carruthers, Carissa L. Patete, and Christopher J. Salgado ｜ 孟 湉 译

液态硅胶用于软组织填充

医用级纯硅胶为一种长链合成有机硅，自然状态下几乎呈惰性，不受热、光及长期储存的影响[1, 2]。各种不同黏度的硅胶有着多种非医疗商业用途，硅胶的不同黏度是通过控制其分子间不同程度的聚合和交联作用实现的[3]。这些修饰作用使得硅胶呈现液态、凝胶或固态等不同状态[1]。由于其合成的性质，硅胶可被重金属、易挥发聚合物及其他杂质严重污染，需要复杂昂贵的净化程序才能使其净化。这种净化程序只会在特定情况下进行，取决于硅胶产品的最终预期用途[4]。

注射用液态硅胶及硅凝胶用于软组织填充开始流行于 20 世纪 50 年代，最初用于改善面部、胸部及身体的形态[1]。它兴起于欧洲和亚洲，后传播至北美和南美，于 20 世纪 60 年代逐渐流行[5]。1965—1992 年间，美国食品药品监督管理局（FDA）对硅胶注射用于软组织填充的安全性进行了调查试验[6]。这些试验虽然不够全面，但揭示了硅胶注射可能没有人们最初设想的那样安全[1, 7]。因此在这些试验结束后，FDA 并没有批准允许任何形式的硅胶注射用于组织填充，并且禁止使用任何永久性注射填充物用于隆臀[7]。尽管有这些制度的存在，硅胶注射的应用仍存在争议，特别是在美国、墨西哥和亚洲，硅胶非法注射的市场仍持续存在[8, 9]。

美国整形美容外科医师学会（ASAPS）最近的一项调查显示，在美国隆臀术是需求量增长最快的整形手术[6]。隆臀术常使用人工合成植入物、自体脂肪移植或非法硅胶注射的方式使臀部更大、更紧实、外形更佳[10]。硅胶注射被某些文化及人群持续接受，特别是在那些负担不起传统整形手术的群体[5]。据报道，非专业硅胶注射的费用从每次 300 美元到 1 600

K. H. Carruthers
West Virginia University, Department of Surgery, Division of Plastic Surgery, Morgantown, WV, USA
e-mail: katherine.carruthers@hsc.wvu.edu

C. L. Patete
Miami, FL, USA
e-mail: c.patete@med.miami.edu

C. J. Salgado (✉)
Miami, FL, USA

美元不等，而由美国专业的注册医师行植入物隆臀的平均费用约为 4 670 美元[11, 12]。尽管非法硅胶注射手术很难去追踪，但大多数报告表明，寻求臀部非法硅胶注射的人群大多为得不到充足医疗保障，且认为自我形象差、社会经济地位低，以及对硅胶不甚了解的女性或跨性别者[11, 13, 14]。

由于国际化出行的便利及发展中国家医疗法规相对宽松，硅胶注射隆臀有在发展中国家聚集的趋势[6, 14]。美国对这些外国从业人员的资质核查能力有限，也几乎无法查到其进行手术的相关记录[6]。即便在美国境内，这些手术也会由未经培训的无执照人员在不受监管的非医疗机构中非法开展[4, 5, 10]。此外，注射物也很少像其声称的那样为医用级纯硅胶，绝大部分采用非医用级别硅胶[4]。纯无菌硅胶通常被成本更低的食品或工业级硅胶、液体石蜡油或凡士林等替代物所取代[7, 10, 11]。少数情况下，甚至有报道称注射物包含胶水、矿物油、轮胎密封剂或传动液[11, 12]。更大的问题是，在大剂量注射时，为增强组织的局部反应、减少硅胶移位，注射物中常被加入一些促炎物质，使注射物更为黏稠[6, 13, 14]。患者对这些配方是不知情的，通常也不知道所使用产品的体积和纯度[6]。

更麻烦的是，此类产品常常被单次超量注射[13]。注射大部分位于皮下层，也有一些是位于肌肉内，目前报道注射剂量为每名患者 2 盎司（约 59.14 mL）至 8 L 甚至更多[10, 11, 13]。这种剂量的注射可能导致严重的并发症，包括硅胶移位、异物肉芽肿及继发性纤维化等[6]。即使存在这些风险，受成本低、收效迅速的诱惑，多年以来，大剂量硅胶注射隆臀术仍在流行[7, 10, 11]。

硅胶注射后的并发症

大多数硅胶注射相关并发症的风险随注射量增大而增加[10, 14, 15]。并发症轻重不等，有复发和缓解期，且难以预测[3, 6]。目前尚不清楚多数并发症的发生是否与材料污染、从业者缺乏训练、注射过量及不正确的填充相关，或是这些因素共同作用的结果[1, 2]。也存在其他理论，包括硅胶在组织中转变为已知有刺激性的二氧化硅的假说[6]。也有人认为并发症是由于注射物中有意或无意掺杂的杂质所引起，因为硅胶本身是无免疫原性的[1]。虽然肉芽肿反应的确切发病机制尚不清楚，但它可能与注射材料周围形成的细菌生物膜的重新激活有关[6]。

尽管病理生理机制不清，但我们知道硅胶注射促进组织的一种病理反应，导致了硬化性脂肪肉芽肿的形成[1, 13]。1964 年，Winer 首次使用"硅胶瘤"这个术语来描述这种异物反应[1, 3, 13]。诊断可通过详细询问病史、体格检查、进一步的影像学检查或组织样本病理检查来确定[1]。硅胶瘤的发生部分原因与硅的颗粒大小有关。硅胶颗粒直径约 170 μm，大于巨噬细胞的吞噬体积，导致宿主无法将其降解[1, 16]。临床上，硅胶瘤与硅中毒表现为弥漫性水肿和皮下硬结，可伴疼痛、感染或表皮破溃[15, 16]。感染最初表现为蜂窝织炎，但可迅速进展为脓肿。慢性软组织炎症导致皮肤色素沉着、增厚、硬化，而当异物从周围组织浸出，最终就会形成溃疡[16, 17]。相反，也有些患者没有任何体征，仅表现为剧烈疼痛。

随着时间推移，硅胶注射引起的并发症会向系统性病变发展。无论黏度如何，行大剂量硅胶注射后，注射物都会发生移位[16]。目前发现硅胶可扩散到远处部位，包括皮肤、关节和神经等，导致滑膜炎、神经炎，以及很容易被误诊为结缔组织病的其他炎性反应[6]。如果硅胶转移至淋巴结，可能出现一些非特异性症状，如恶心、呕吐、发热等，很难准确诊断[10]。此外，重力作用使硅胶在皮下组织层移动，还会导致臀部下垂及大腿内侧畸形[3, 10]。更严重的并发症包括局部淋巴结肿大伴周围软组织浸润压迫周围脏器，慢性呼吸功能障碍，胶原血管疾病，败血症甚至死亡[10, 15, 16]。

副作用可能在注射后即刻发生，也可能多年后才出现[1]。多数并发症平均发生于注射后 3~10 年，但也有并发症出现于首次注射后 35 年的报道[2~4, 11, 18]。正是由于这种明显的症状延迟，很难证明硅胶注射与软组织病变之间的直接联系，并且多数证据仅来源于病例报告[17]。然而，硅中毒有一个高特异性的临床表现，即早期出现炎症及感染征象，随后出现一段潜伏期，潜伏期可持续数年，而后才表现为慢性症状[3]。疾病往往在患者未出现症状时就已经存在了。例如，对没有任何临床症状或感染证据的患者，利用放射性示踪剂的摄取证明了其体内硅胶注射引起的肉芽肿反应[16]。据此可想而知，一经发现，部分患者就能通过预防性治疗而获益，来尽量阻止不可避免的硅胶注射并发症的出现[7, 16]。

硅中毒的分期

根据症状、体征及影像学检查，可将硅中毒患者分为四期。分期对硅胶注射患者的正确识别和治疗很重要，因为特定的治疗仅对特定程度的病变有益[16]。

Ⅰ 期

患者无症状或偶有轻微症状。无明显体征（图 11.1）。在计算机断层扫描（CT）或磁共振成像（MRI）图像中也很少显现，但如有显现，可表现为多个单独异物伴周围炎性征象。建议这类患者首先使用非甾体抗炎药（non-steroidal anti-inflammatory drugs, NSAIDs）治疗。应仅在症状发作期给予临床干预[16]。

Ⅱa 期

患者表现为更频繁的疼痛，伴明显的蜂窝织炎或脓肿形成。臀部可能触及多发结节，但无慢性皮肤改变（图 11.2）。另有一些患者表现为明显疼痛，但无其他体征。他们可能因疼痛曾多次到急诊就诊。出现上述情况建议进行计算机断层扫描（CT）。典型的影像学表现为皮下组织层多发异物伴周围炎性反应。对这类患者建议联合使用抗生素、抗炎药及免疫调节剂治疗。此外，超声辅助脂肪抽吸术（UAL）可帮助去除硅胶，可能对这些患者有益[16]。

Ⅱb 期

患者往往表现为疼痛加剧、脓肿形成伴皮肤病变。常表现为弥漫性红斑、可触及的肿块及相应身体轮廓畸形（图 11.3）。皮肤可能变薄，时有浆液性或油状物质分泌。为控制症状进展，患者往往更频繁地前往急诊就诊。推荐高级别影像学检查，有时可显示硅胶或生物聚合物球体，伴周围明显炎性反应及淋巴结肿大。UAL 也可用于治疗这些患者，但更具挑战性，由于皮肤受损，UAL 须在更深层面进行[16]。

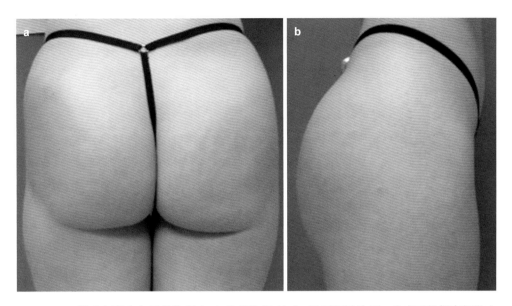

图 11.1　Ⅰ期硅中毒患者后前位相（a）及侧位相（b）。虽无明显体征，患者可能偶有轻微症状，包括疼痛及弥漫性炎性反应。这类患者主要使用非甾体抗炎药（NSAIDs）治疗。

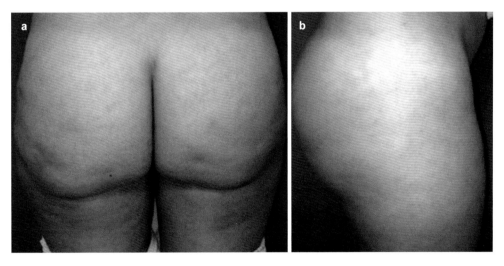

图 11.2　Ⅱa期硅中毒患者后前位相（a）及侧位相（b）。臀部可及多发结节，但不伴慢性皮肤病变。患者常感疼痛，伴蜂窝织炎或脓肿形成。治疗方法为联合使用抗生素、抗炎药及免疫调节剂。超声辅助脂肪抽吸术在这类患者最为适用。

Ⅲ期

　　这些患者已处于硅中毒晚期。他们表现为有明显瘢痕，伴皮革样皮肤改变，发生于组织深层的形体畸形，以及慢性不愈合伤口，可能伴硅油排出。尽管多数患者曾行引流术，但仍可触及触痛包块（图 11.4）。这些病例一般不需影像学检查，因为唯一可靠的治疗选择是手术切除。医生应尽量将瘢痕设计在可被内衣遮盖的隐蔽部位，因为难免需多次手术[16]。

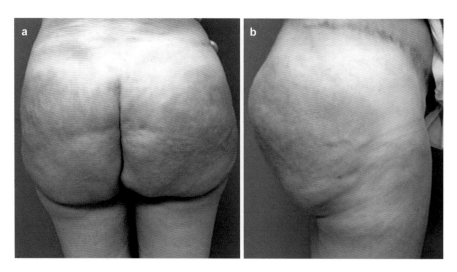

图 11.3 Ⅱ b 期硅中毒患者后前位相（a）及侧位相（b）。表现为明显弥漫性红斑，可触及肿块及臀部轮廓畸形。患者主诉疼痛加剧，脓肿形成，皮肤病变，时有浆液性或油状分泌物。这类患者可在更深层面行 UAL，具体需视皮肤受损的程度而定。

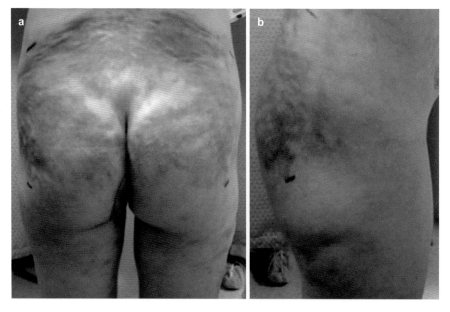

图 11.4 Ⅲ期硅中毒患者后前位相（a）及侧位相（b）。可见严重瘢痕，皮肤呈皮革样改变，发生于组织深层的形体畸形，以及慢性不愈合伤口，时有硅油排出。尽管曾行引流术，但仍可触及触痛包块。反复行外科手术切除是治疗这类患者的唯一方法。

治疗方案

对于Ⅰ期及Ⅱa期硅中毒患者，应始终尝试药物治疗。NSAIDs 是首选的口服药物，但即使是症状最轻的病例，也很难达到完全缓解。因此，为缓解症状，通常需要联合几种方法的多模式综合治疗。病灶内注射或全身应用类固醇激素、免疫调节剂及抗生素联合应用效果良好，有助于暂时改善症状[1]。全身应用类固醇激素是缓解炎症的绝佳选择，但其作用短暂，一旦患者逐渐减少剂量，症状往往就会反复[7, 19]。米诺环素同时具有抗炎及免疫调节的特性，是公认治疗硅肺的有效药物[1]，亦是治疗硅胶瘤慢性炎症的一种安全有效方法[1]。米诺环素的常用剂量为 100 mg，每天 2 次，已有一些病例报道显示联用四环素收效良好，遂建议联合使用[12]。联用四环素的主要作用是分解硅胶颗粒表面的生物膜，以及增强米诺环素对肉芽肿性免疫反应的抗炎活性[12]。如考虑患者已发生深部感染或蜂窝织炎，应在手术干预前予静脉应用抗生素[3]。

值得注意的是，硅胶一经注射，将永久存在于组织中，因此，外科手术可能是彻底治疗慢性症状的唯一方法。然而，传统手术方法，包括病变整块切除、真皮脂肪切除或脂肪抽吸术（SAL），不仅技术难度高，且美学效果常不理想[10, 16]。对于可能已存在深部组织脓肿、瘘管和筋膜炎的Ⅲ期患者，无疑需要手术治疗，但对大多数其他情况，则应考虑替代方案[3]。标准脂肪抽吸术被建议作为传统手术的替代方法，但在穿刺炎性组织时很难完全把控吸脂针，因此应用该方法有将炎症播散至周围健康区域的风险[13, 16, 19]。然而，UAL 在应对致密纤维组织时的效果优于传统脂肪抽吸术，因此，对一些硅中毒病例，UAL 是一个不错的选择[16]。

尤其Ⅱa 及Ⅱb 期硅中毒患者，是 UAL 的最佳人选。UAL 是一种安全有效的方法，可去除硅胶侵蚀的组织，同时避免大范围手术切除。与传统手术或 SAL 相比，出血少，疼痛轻[7]。此外，根据患者需要，臀部 UAL 可同时联合腰腹部 SAL，以便立即进行臀部肌肉内脂肪移植隆臀[7]。脂肪填充对预期抽吸量大的患者尤其适用，以避免 UAL 术后出现组织轮廓塌陷或不规则[16]。

患者选择

UAL 一般适用于硅中毒后症状较重的患者，但这些患者为避免承认进行了非法注射后的尴尬与恐惧，往往会拖延就医[6]。在考虑到可能为硅中毒时，医生对患者表现出的一些不典型症状进行详细问诊非常重要，因为硅中毒可能与其他炎症甚至肿瘤的表现相似，误诊可能导致给予患者完全错误的治疗[6]。患者常有在朋友或熟人处行注射隆臀的手术史[16]。同时他们虽然认为可能是硅胶，但通常无法确切地知道注射的到底是什么[16]。由于接受硅胶注射的患者通常非常重视自己的外表，即使程度不重的硅胶相关皮肤改变也会导致他们心理上的纠结，表现出退缩行为[2, 6]。并且，患者常常担心手术切除是治疗的唯一选择。对于手术可能造成永久性瘢痕及进一步畸形的恐惧，常导致患者拒绝治疗[6]。在这种情况下，UAL 仅仅是可考虑的几种备选治疗方案之一[6]。不过，在决定行 UAL 之前，重要的是需排除臀部存在严重或非典型感染及开放性伤口，这些情况应在任何脂肪抽吸手术前先行治疗[7, 19]。

术前评估及影像学检查

患者预期

术前咨询时，医生为患者设定符合现实的预期是很重要的[16]。须获得患者的知情同意，应对治疗费用、可能的效果、治疗局限性，以及治疗复杂情况（如硅中毒）时可能产生的其他问题进行讨论[12]。因为对最初注射所用技术、注射量及注射物成分所能得到的信息通常很有限，所以需告知患者，UAL 的治疗效果很难预测[4, 19]。照片资料是必要的，以便将任何术前已存在的轮廓不规则记录在病案中[12]。最重要的是，需要让患者理解，清除所有异物和受侵蚀的组织是非常困难的[13, 16, 20]，不可能达到治愈[16]。现实的目标应是：减少患者痛苦的同时，尽量达到功能和外观的最优化[16]。

影像学检查

术前腹部及骨盆 CT 成像用于评估中毒严重程度和硅胶沉积的深度[7, 16]。患者取俯卧位行影像学检查，以避免臀部受压[16]。在 CT 图像上，硅胶聚集物可表现为界限清楚或弥散的高密度区，偶伴钙化（图 11.5）[10, 14, 16]。这项检查的目的是确定硅胶的注射平面[10]。虽然大部分硅胶被注射在皮下层，但需注意位于肌肉内的硅胶不适用 UAL 去除，因为可能引起大量出血[7, 16]。

MRI 虽然更贵，但对于液体硅胶注射是更理想的影像学检查方式[7, 8, 10]。MRI 显示硅胶在 T1 加权像呈混杂强度，T2 加权像强度不等[14, 16]。硅胶可表现为单个结节或融合成团块状，提示为结缔组织或感染征象[10, 17]。随着硅胶颗粒从初始注射部位迁移至皮下脂肪及会阴区，通常会表现为广泛分布的硅胶液滴。MRI 有助于区分硅胶迁移区，从而圈定手术范围，同时降低症状复发的风险[6]。

虽然先进的成像是术前规划中必不可少的一环，但值得注意的是，单纯依靠影像学是无法确定异物性质的[10]。从影像学上看，硅胶可表现为与其他类型永久填充物、甚至脂肪注射物相似，组织学检查才是唯一能确定注射物成分的方法[10]。此外，值得注意的是，大容量硅胶注射后，在影像上可能会掩盖其他疾病，故考虑恶性肿瘤或其他疾病时，应积极结合其他检查[8]。

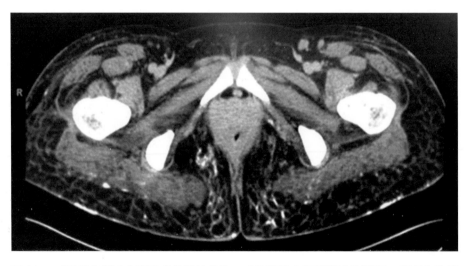

图 11.5　CT 示 Ⅲ 期硅中毒患者盆腔轴位片。硅胶球散布于臀部皮下组织，表现为弥漫性高密度区，偶伴钙化。

手术技术

SAL 用于获取自体脂肪进行移植

术前标记均于站立位进行，以识别患者臀部的自然形态[16]。患者清醒时，于站立位以氯己定溶液行术区消毒，而后行全身麻醉诱导[7]。患者俯卧或侧卧于沙袋上，以便行腰腹部SAL[7]。用标准方法行脂肪抽吸，以获取足够脂肪用于臀部修复[7]。每获取 1 mL 脂肪，需使用 1 mL 肿胀液（1 L 0.9% 生理盐水中加入 1 安瓿 1∶1 000 肾上腺素）[16]。将抽吸液收集至无菌过滤瓶内，并利用重力过滤制备纯脂肪。用最简化的操作过滤并缓慢倒出纯脂肪[7]。

UAL 去除硅胶瘤

患者取俯卧位，为 UAL 去除臀部硅胶及随后的肌肉内脂肪移植做准备。在臀沟及臀下皱襞分别做 4 mm 切口[7]。用 5 mL 注射器尾端制作皮肤保护器，2-0 丝线固定于各切口处（图 11.6）[16]。注意勿灼伤切口皮肤。UAL 应用超湿技术进行，一般用 10 英寸（约25.4 cm）钝头注水针向每侧缓慢注入 500 mL 肿胀液[7, 16, 21]。静置 15 分钟，待肿胀液浸润后，用 4# 或 5# 梅赛德斯（Mercedes）吸脂针行 UAL，在臀大肌浅面及真皮深面抽吸硅胶颗粒[7]。需结合术前 CT 及术中触诊，在密度增高区域进行操作[7, 16]。抽吸量根据患者具体情况差异较大，平均总共可去除约 950 mL 脂肪组织及液态硅胶[15]。如上所述，目标是将体内硅胶减少而不是完全清除[7]。拆除皮肤保护器，用可吸收线及皮肤胶水将切口分两层关闭[7, 16]。

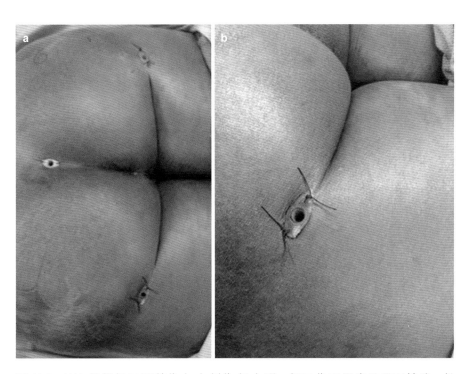

图 11.6　UAL 臀部切口后前位（a）侧位（b）观，切口位于臀沟及臀下皱襞，长4 mm。5 mL 注射器尾端制作皮肤保护器，2-0 丝线固定于各切口处。

脂肪填充修复凹凸不平

使用 10 英寸（约 25.4 cm）钝头脂肪注射针，将应用 SAL 法从腰腹部收集制备的脂肪注射到臀部。采用微滴技术，边退针边注射，将脂肪注射至臀部肌肉内。注射针每通过一次仅注射少量脂肪[7, 16]。

病理表现

UAL 抽吸出的组织样本应行病理学检查，以检查抽吸物成分。大多数情况下，病理显示为大小不等的囊泡，周围淋巴细胞、泡沫组织细胞及异物巨细胞等炎性细胞浸润[15]。组织细胞和巨细胞内可能含细胞质空泡，类似瑞士奶酪形状，是软组织填充油状物（如硅胶、液体石蜡、凡士林等）后特有的病理征象[6]。这些样品染色呈阴性，偏振光下不呈现双折射[3]。在硅胶注射多年后仍保有这些特征性组织学特点，故组织学是确认硅胶肉芽肿存在的一个良好方法[12]。但是这些结果不能验证所注射产品的纯度，通常也不进行生化分析。故即使做了手术切除，医生最终也无法确定所注射的是何种材料（图 11.7）[6, 15]。

术后护理

患者术后应立即用腹带或穿弹力衣加压包扎[7]。7～10 天后，患者可适当坐在"甜甜圈枕头"上[16]。应用"甜甜圈枕头"的目的在于避免术区直接受压，导致所注射的脂肪移植物坏死[7]。嘱患者术后 4 周内避免仰卧。

术后并发症

像所有外科手术一样，术后都有可能出现并发症。肿胀液毒副作用可能出现在术后 18 小时内，根据每个医生的肿胀液配方及手术方法不同可能有所差异[22]。即使应用腹带或弹力衣，SAL 术后仍可能出现血清肿。若脂肪抽吸范围过大或层次太浅，有可能造成轮廓畸

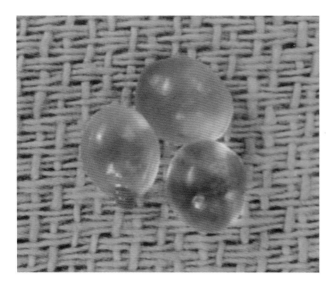

图 11.7　从臀部软组织取出的凝胶球体推测可能为硅胶，但无论影像学还是病理学检查，都无法准确判定注射物的成分及纯度。由于通常不进行生化分析，故即使做了手术切除，医生最终也无法确定所注射的是何种材料。

形。行 UAL 术时，皮肤有热损伤风险。即使应用皮肤保护器可降低此风险，但无法完全避免。当行自体脂肪移植时，会有一定比例的脂肪不成活而发生坏死。此外，大量脂肪注射有发生脂肪栓塞的风险，术后短期出现呼吸系统症状应详细检查。

效　果

臀部硅中毒无法治愈，但可通过一些方法改善患者的生活质量[16]。UAL 有助于减少毒物负荷，减轻异物炎性反应[16]。对存在频繁疼痛、轮廓畸形，并对外观不满意的患者，联合应用 UAL、SAL 及脂肪移植是一个理想的选择[16]。这种方法可显著改善患者的疼痛症状及生活质量，同时避免了大范围手术切除，可获良好的美学效果[7, 16]。近期的病例报告报道了患者术后疼痛立即减轻、组织变软、皮肤增厚情况减轻且质地恢复正常，美观得到改善[20]。术后 12 周症状完全缓解，表现为蜂窝织炎完全消退、无需再前往急诊就诊及应用抗生素[16]。如术后出现不同程度的症状反复，为消除残存的硅胶，在同一术区进行二次或多次手术在技术上是可行的[20]。毫无疑问，将工业液体硅胶用于美容领域应被全面禁止，因为必将发生局部或远处的严重并发症。对患者的治疗目标应在改善症状及远期美学效果间做出平衡[6]。

参考文献

[1] Anastassov GE, Schulhof S, Lumerman H. Complications after facial contour augmentation with injectable silicone. Diagnosis and treatment. Report of a severe case. Int J Oral Maxillofac Surg. 2008; 37(10): 955−60.

[2] Lai CS, Lin TM, Lee SS, Yang CC, Lin SD. Surgical treatment of facial siliconoma involving the temporal area. Plast Reconstr Surg. 2005; 115(2): 553−8.

[3] Bravo BS, de Balassiano LK, de Bastos JT, da Rocha CR, Costa MB, de Freire Cassia F, et al. Siliconoma: report of two cases. Aesthet Plast Surg. 2016; 40(2): 288−92.

[4] Chasan PE. The history of injectable silicone fluids for soft-tissue augmentation. Plast Reconstr Surg. 2007; 120(7): 2034−40; discussion 41−3.

[5] Allevato MA, Pastorale EP, Zamboni M, Kerdel F, Woscoff A. Complications following industrial liquid silicone injection. Int J Dermatol. 1996; 35(3): 193−5.

[6] Nasseri E. Gluteal augmentation with liquid silicone of unknown purity causes granulomas in an adult female: case report and review of the literature. J Cutan Med Surg. 2016; 20(1): 72−9.

[7] Salgado CJ, Sinha VR, Desai U. Liposuction and lipofilling for treatment of symptomatic silicone toxicosis of the gluteal region. Aesthet Surg J. 2014; 34(4): 571−7.

[8] Cheung YC, Chen SC, Lo YF. Enhanced MRI and MRI-guided interventional procedures in women with asymptomatic silicone-injected breasts. ScientificWorldJournal. 2012; 2012: 549801.

[9] Wosnitzer B, Mirtcheva R. Silicone granulomas following free silicone gluteal augmentation. Radiol Case Rep. 2011; 6(1): 491.

[10] Loustau HD, Mayer HF, Catterino L. Dermolipectomy of the thighs and buttocks to solve a massive silicone oil injection. Aesthet Plast Surg. 2009; 33(4): 657−60.

[11] Wilson E, Rapues J, Jin H, Raymond HF. The use and correlates of illicit silicone or "fillers" in a population-based sample of transwomen, San Francisco, 2013. J Sex Med. 2014; 11(7): 1717−24.

[12] Styperek A, Bayers S, Beer M, Beer K. Nonmedical-grade injections of permanent fillers: medical and medicolegal considerations. J Clin Aesthet Dermatol. 2013; 6(4): 22−9.

[13] Mello DF, Goncalves KC, Fraga MF, Perin LF, Helene A Jr. Local complications after industrial liquid silicone injection: case series. Rev Col Bras Cir. 2013; 40(1): 37−42.

[14] Lin DJ, Wong TT, Ciavarra GA, Kazam JK. Adventures and misadventures in plastic surgery and soft-tissue implants. Radiographics. 2017; 37(7): 2145−63.

[15] Bassetto F, Abatangelo S, Masetto L, Vindigni V. Ultrasound-assisted liposuction as a safe and effective method for the removal of siliconomas. Aesthet Plast Surg. 2012; 36(1): 220−2.

[16] Novo RC, Mundra LS, Miller N, Salgado CJ. Liposuction and lipofilling for treatment of symptomatic silicone

toxicosis of the gluteal region. In: Liposuction: principles and practice. 2nd ed. Berlin: Springer; 2016. p. 543−50.

[17] Gold HL, Wang I, Meehan S, Sanchez M, Smith GP. Gluteal silicone injections leading to extensive filler migration with induration and arthralgia. Dermatol Online J. 2014; 21: 2.

[18] Melnick S, Abaroa-Salvatierra A, Deshmukh M, Patel A. Calcitriol mediated hypercalcaemia with silicone granulomas due to cosmetic injection. BMJ Case Rep. 2016; 2016: bcr2016217269.

[19] Singh M, Solomon IH, Calderwood MS, Talbot SG. Silicone-induced granuloma after buttock augmentation. Plast Reconstr Surg Glob Open. 2016; 4(2): e624.

[20] Grippaudo FR, Spalvieri C, Rossi A, Onesti MG, Scuderi N. Ultrasound-assisted liposuction for the removal of siliconomas. Scand J Plast Reconstr Surg Hand Surg. 2004; 38(1): 21−6.

[21] Zandi I. Failure to remove soft tissue injected with liquid silicone with use of suction and honesty in scientific medical reports. Plast Reconstr Surg. 2000; 105(4): 1555−6; discussion 7−8.

[22] Klein JA, Jeske DR. Estimated maximal safe dosages of tumescent lidocaine. Anesth Analg. 2016; 122(5): 1350−9.

第十二章
超声辅助脂肪抽吸术在超量减重患者中的应用

Ultrasound-Assisted Liposuction in the Massive
Weight Loss Patient

Dennis J. Hurwitz | 闫宗博　王　阳　译

虽然 VASER 脂肪抽吸始终是一个独立的术式，但却逐渐成为我切除性形体塑形手术不可或缺的环节。其可以均匀修薄、推进皮瓣的脂肪，使之无需切开即可移动，抽吸的脂肪也可用于填充其他部位。因此，两者联合，超重甚至肥胖患者仅需一期手术即可完成塑形，否则，在切除性形体塑形手术前后仍需 VASER 脂肪抽吸。

由于该类技术联合应用的有效性和安全性仍在严格的审查中，因此，我的团队较少抽吸切除性形体塑形手术区域的所有脂肪。目前的顾虑是脂肪抽吸损伤结缔组织和（或）血管，导致创面延迟愈合。此外，推进皮瓣邻近区域的广泛抽吸分离，可能会导致血清肿。更糟糕的是，由于血管损伤可能使皮肤缺乏血运，导致了皮肤和脂肪坏死，形成潜在创面，易发展成蜂窝织炎，并导致更多坏死，最终形成脓肿，需要再次手术干预。尽可能降低附带损伤才会增加安全系数。

Lockwood 较早就倡导在腹壁整形术中，缝合固定上腹部皮瓣后，进行经典脂肪抽吸[1]。随后，Pascal 和 Le LeLouarn[2] 提倡在掀起上腹部皮瓣前进行脂肪抽吸预处理。Saldanha 等巴西学者则通过上腹部局限性潜行分离进一步完善了该术式，并称其为脂肪腹壁整形术[3, 4]。注意将分离范围限制在腹部中央 6 cm 之内。所保留的外侧穿支血管虽然限制了皮瓣的下移，但不影响低位切口的关闭。作者倾向于采用 LaRoe 分离器（Accurate Surgical & Scientific Instruments, ASSI 外科学精细器械公司），沿穿支血管的长轴拉伸组织，以间接增加剥离范围。最近的临床回顾证实，脂肪腹壁整形术比传统腹壁整形术的安全性更高[6]。在上臂内侧和大腿切除区域，已经采用彻底抽吸脂肪，保留神经血管系统，仅仅切除皮肤的方式[5-7]。上臂和大腿邻近组织可以适度安全的抽吸塑形。

由于传统脂肪抽吸在多孔抽吸针管往复运动的过程中会不加选择地撕脱所有软组织，因此彻底抽吸脂肪创伤重，过于危险。但超声辅助脂肪整形术（UAL）大幅度减少了对脂肪组织的损害，故而可以更好地保留神经血管系统。因此，与切除性形体塑形手术相结合时，

D. J. Hurwitz (✉)
Hurwitz Center for Plastic Surgery, Pittsburgh, PA, USA
University of Pittsburgh, Pittsburgh, PA, USA
e-mail: drhurwitz@hurwitzcenter.com

UAL 比传统脂肪抽吸术具有更高的安全系数。

20 世纪 90 年代初，两家制造商同时向美国外科医生推出了第二代（超声辅助）脂肪整形术。作者加入了由整形外科医生学会成立的一个工作组，教授其安全有效的使用方法。几年内，Mentor 公司的 LySonix 系统已经成为独家技术。像我这样的拥趸者在全身各个部位均会使用它，其中最令人满意的有效区域是背部和上腹部等纤维致密区域，男性乳房发育和二次修复手术。然而，UAL 增加了资金及时间成本，且会出现少见的血清肿、小的热损伤或神经损伤等并发症，使大多数整形外科医生望而却步。抽吸时，可见管中流动的乳化脂肪，确证了爆炸空化理论，即超声能量的独特效果导致了脂肪细胞的破裂。

20 世纪 90 年代中期，Bill Cimino 博士在我的临床实验室工作，他通过设计一种末端带有多个环的固体探针，完善了其研发的超声传递共振系统。他称其为 VASER，是声发射共振振动应用（vibration application by sound emission resonance）的首字母缩写。VASER 通过注入盐水的气泡聚集引起空化，从而导致脂肪小球的破裂。振动探针作用后不久，采用通气抽吸管（VentX）轻柔吸除游离的脂肪，从而最大限度地保留了结缔组织和神经血管。虽然对外科医生来说，动力辅助脂肪抽吸（PAL）效率更高、费力更小，但应用该装置抽吸，会破坏一些前一步骤精心保留的血管和结缔组织。我本人更喜欢使用一套迥然不同的 PAL 系统。认证助理医师（PA-C）Sarah Hall，是我的脂肪抽吸助理医生（physician assistant liposuctioner, PAL），她将某一特定区域抽吸塑形几近完成时，再把抽吸针管交给我进行最终的润色处理，从而节省了我大量的时间和精力。

在使用 VASER 系统 10 年后，我的医院拒绝为其继续支付租金，理由是我们还有 LySonix 3000 系统。由于后者也很有效，能够直观地看到抽吸管内容物，而且我不清楚两种技术之间的差异，所以我选用了这种超声技术。6 年来，我对大量减重患者进行了 UAL 联合切除性整形手术，所有手术时间超过 3 小时的患者都被收治住院，第二天早上查血红蛋白，下降 2～4 g/L，均证实为延迟性出血。有时需要延迟输血。Swanson[8] 的研究也证明了 LySonix 脂肪腹壁整形术后延迟性失血的现象。有效循环容量的大幅度波动需要密切监测生命体征、尿量及经常调节输液速度。总体而言，患者术后相当痛苦和虚弱。

Onelia Garcia 博士以猪为实验对象，其几近无血的效果令人瞩目。Alfredo Hoyos 的 3D VASERlipo 的演示惊艳世人。至此，我才意识到 VASERlipo 技术更加安全，更为优美。脂肪移植时代已经到来，VASERlipo 恰逢其时，Michael Longacre 和 Peter Rubin 的实验室证实了 VASERlipo 能够高比例地获取脂肪用于移植。总而言之，我坚信，购买这项价值 12 万美元的技术不仅可以带来更持续稳定的优异效果，而且可以提高患者的安全性。

专家的正确指导非常重要，在本书其他章节已有描述，尤其是与切除性形体塑形手术联合应用时更是如此。我从最初单独应用 VASERlipo，逐渐开始联合应用，很明显，切除性形体塑形手术后，即使进行大容量 VASERlipo，患者的状况也非常好。痛感轻微，无恶心感。生命体征与尿量稳定。无输血状况下，血红蛋白保持正常。虽然需要 3～4 个人的团队进行长达 4 小时的手术，但除非有合并症或手术时间特别长，患者实际上无需收治入院观察。

无论单独还是联合应用 VASERlipo，包括我在内的该技术的拥趸者没有相关临床数据证实患者的手术耐受性有所提高。但是，我们的临床经验揭示了 VASERlipo 的有益之处，与其他方法相比，其更合乎医学伦理。我们可以全面监测患者的预后，以证实这些临床观察结果。或者，我们可以将 VentX 抽吸技术与动力辅助脂肪整形术进行比较，以证明振动吸脂针所导致的临床创伤是否会明显超过单纯手动抽吸。

当然在对上述术后情况进行研究之前，读者仍然需要依赖我们此前的观察和印象，至少目前没有任何文献发表与我们观察结果相矛盾的结论。关于患者的延迟性失血，很显然第二代超声技术无法与 VASER 相比。我自己尚未发表的有关 LySonix UAL 的经验也证实了上述观察结果，但不能由此类推第三代技术亦有此缺憾。由于销售不佳，Mentor 公司最近停止了对 LySonix 3000 机器的销售，而 Solta 的 VASER 销售额却在增长。

原则上，VASERlipo 联合切除性形体塑形手术提供两种临床可能性。一是切除范围局限，从而减少了手术创伤和严重瘢痕，二是 VASERlipo 为主体切除手术的补充，使患者变瘦，增加皮瓣移动性，单次手术即可大幅度改善整个形体。

在有限的手术案例中，第一个是比较常见的病例。患者 43 岁，是房地产经纪人，即将成为新娘，因羞于向未婚夫显露其下垂的乳房，要求行乳房上提术。令她尴尬的不仅是像老年女性一样松垂的乳房，而且还有巨大的乳晕。她患有脊柱侧弯，右侧躯干大于左侧。她同意并期望进行上半身形体塑形，但希望瘢痕小一些。其下腹部松弛的皮肤及耻骨上横向凹陷适宜做局限性腹壁整形术，遗留的低位瘢痕可被内裤遮盖。我们商定进行背部、侧腹部和上腹部 VASERlipo。该女性身高 5 英尺 5 英寸（约 167.64 cm），体重 148 磅（约 67.14 kg），BMI 24.6 kg/m²，同意将术中获取的脂肪填充到双侧臀外侧凹陷区域及右侧乳房，后者体积较小且上极不丰满。其手术历时 3.5 小时，手术团队包括我和我的助理医生（匹兹堡大学一名经验丰富的高级住院医师），以及另一名外科助理（来自宾夕法尼亚州霍姆斯特德海滨手术中心）。

术前标记了垂直切口乳房上提术、局限性腹壁整形术及 VASERlipo 范围（图 12.1），预期抽吸幅度为 1+ 至 3+ 不等。脂肪注射区域以绿色符号标注。设计嘴唇花形（Mick Jagge Lips）局限性腹壁整形术，旨在关闭切口时使外侧皮肤张力最大，而脐部与阴阜之间的牵拉力最小。

首先在俯卧位使用压力泵注射 4 200 mL 肿胀液，其配方为 3 L 袋装生理盐水中加入 60 mL 1% 的利多卡因，5 安瓿肾上腺素和 1 g 头孢菌素。注入量为右背部 800 mL，左侧背部 700 mL，右侧腹部 600 mL，左侧腹部 1 050 mL，腰骶部 500 mL，腹部 700 mL。在适宜位置做切口，长约 1 cm，放置塑料质地的皮肤切口保护器，然后经此置入双环 VASER 探针。VASER 以 80% 能量水平在背部每个区域作用 3～4 分钟，但腰骶部则先作用 7 分钟，之后再进行 9 分钟。作用时间的主要指标是局部阻力的变化。

采用 3.7 mm 四侧孔 VentX 吸脂针，抽吸 2 600 mL 乳化脂肪至无菌玻璃瓶中。上背部每侧抽吸量为 300 mL，右侧腹部 400 mL，左侧腹部及腰骶部各 500 mL，腹部 700 mL。总计 2 700 mL 的乳化脂肪中析出 700 mL 液体，将其余乳化液倒入滤器中，过滤分离出 600 mL 无血的可用脂肪。然后将其置入 10 mL 注射器内，采用 2 mm Coleman 侧孔钝头注脂针进行注射填充。于左臀外侧注射 260 mL，右臀注射 160 mL。转体位为仰卧位后，在右乳上极注射了 140 mL。

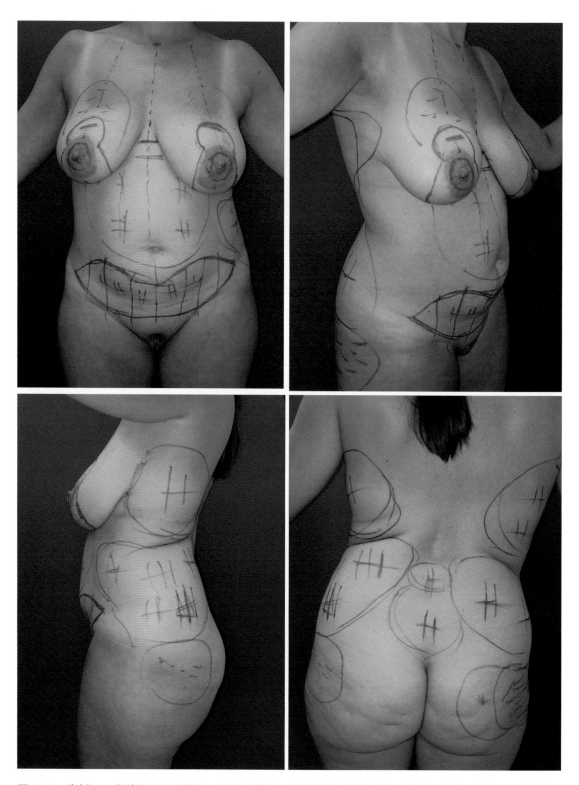

图 12.1   病例一，术前标记了垂直切口乳房上提术、局限性腹壁整形术切口位置，并标明躯干 VASERlipo 范围。预期抽吸幅度为 1+ 至 3+ 不等。脂肪注射区域以绿色符号标注。局限性腹壁整形手术旨在关闭切口时使外侧皮肤张力最大，而脐部与阴阜之间的牵拉力最小。

在助手抽吸脂肪时，我进行上蒂法垂直切口乳房上提手术。上蒂包括了乳房中央下极。远端缝合固定在第二肋外侧的胸肌上，呈蝎尾状。自动隆起的中央蒂由 4×6 英寸（约 10.16 cm×15.24 cm）的 GalaFlex 吊带（聚 4-羟基丁酸酯单丝网）支撑。吊带缝合到胸肌上，然后包绕中央蒂，再与乳晕 3、6 和 9 点钟位置缝合固定，从而固定中央蒂位置，并限制乳晕扩大，然后将两侧方皮瓣用 3-0 PDO Quill（快吸收倒刺缝线）垂直缝合于上提的中央蒂下方。

腹壁整形术按照事先规划的下腹部切口切开，随后游离掀起皮瓣至脐部水平，并利用 VASERlipo 间接潜行分离上腹部皮瓣，最后侧面放置 JP 引流管（Jackson-Pratt Drain），用 1 号 PDO Quill 和 3-0 可吸收线（Monoderm）皮内缝合关闭切口。

10 个月后获得了预期效果（图 12.2）。乳房隆起，外形圆润，双侧大小儿乎相同。上极饱满，乳晕未扩大并位于乳房最凸处。其左侧位照片显示乳房上极与下极之比为完美的 40∶60。她最满意的是乳房下皱襞上的皮肤略松，恰好遮盖住手术瘢痕。全身形体均得到改善，没有出现皮肤松弛现象。她从长方形身材变成了沙漏形，腰部变窄，臀部变圆。腰臀比从 0.90 变成了更为完美的 0.74。即将结婚的她对现在的裸体形态非常满意。

VASERlipo 在第一个病例显示了在全身形体塑形中的突出作用。而在第二个病例则展现了其对上半身躯体塑形的作用，下半身躯体则采用广泛切除性塑形手术。该男子 35 岁，14 年前因减重 50 磅（约 22.68 kg），行扩大腹壁整形术和 3 次髂腰部脂肪抽吸手术，目前对术后效果及男性乳房发育不满意（图 12.3，上）。我们采用斜行侧腹壁整形术与脂肪腹壁整形术相结合，以解决下半身躯体皮肤和脂肪的冗余[10]。首先利用 VASERlipo，然后再应用双极射频能量（BodyTite by InMode, Tel Aviv Israel）治疗男性乳房发育和上半身躯体皮肤松弛。术前标记出 VASERlipo 和 BodyTite 在前外侧胸部的治疗范围，以及脂肪腹壁整形与向后外侧延伸的斜行侧腹壁整形术切口，其中涵盖了其既往扩大腹壁整形术所导致的大部分瘢痕。

首先采用俯卧位，每侧胸部注射 700 mL 肿胀液（含利多卡因及肾上腺素）。采用单环探针连续给予 3 分钟 VASER 能量，吸出 150 mL 乳化脂肪。然后每侧继续给予 10 kJ 的双极射频能量。当助理医师进行这些乏味的操作时，我与住院医师和外科助手则同时进行斜行侧腹壁整形术。随后患者转为仰卧位，同时进行脂肪腹壁整形术及胸部手术。通过 VASERlipo，中线区域潜行剥离和 LaRoe 分离器解剖松解，将此前不完整的局限性腹壁整形术转变为完整的腹部整形术。同时我们将 VASERlipo 和 BodyTite 双极射频技术联合应用于男性乳房发育和前胸壁的塑形。首先向每侧乳房术区注射 700 mL 肿胀液。然后 VASER 模式工作 3 分钟后，每侧通过 3.7 mm 的 VentX 吸脂针抽出 150 mL 乳化脂肪。继续将 BodyTite 双极射频放在胸部术区 11 分钟。1 小时即可完成脂肪腹壁整形术。

患者术后经过系统健身锻炼，其术后 14 个月的结果显示：他的躯体皮肤光滑紧致，肌肉隐约可见和肩部宽大，瘢痕很少（图 12.3，下）。

第三个病例展示了 VASERlipo 在大型切除性形体塑形手术中的重要作用。该女性 27 岁，已经减轻了 100 磅（约 45.36 kg）体重，但即便营养学家尽了最大努力，她的 BMI 仍维持在 31 kg/m²。患者接受丰满的形体，但希望改善皮肤的松弛和难看的脂肪膨出。她希望腰

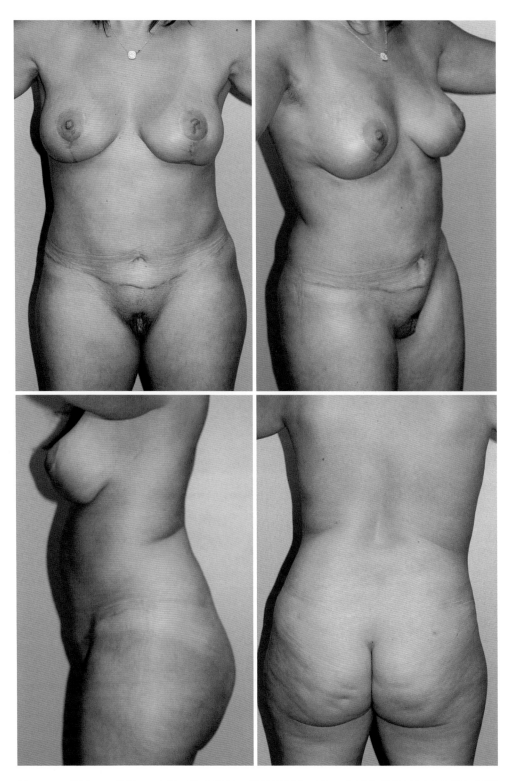

图 12.2　病例一，术后 10 个月，乳房隆起、保持圆形和对称。左侧位照片显示了上极与下极之比为完美的 40 : 60。躯体形态均得到改善，没有皮肤松弛。她从长方形的身材变成了近乎沙漏形，腰身更窄，臀部更圆。其腰臀比从 0.90 变为 0.74。

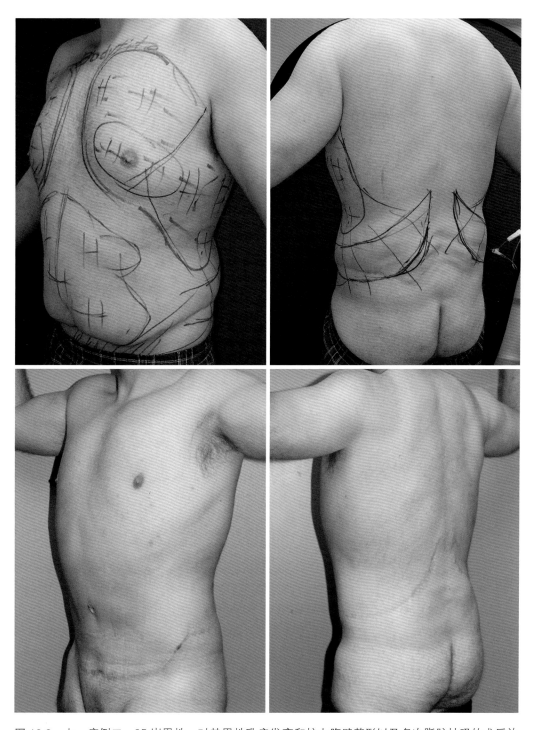

图 12.3 上：病例二，35 岁男性，对其男性乳房发育和扩大腹壁整形以及多次脂肪抽吸的术后效果不满意。我们将斜行侧腹壁整形术与脂肪腹壁整形术相结合，以解决下半身躯体皮肤和脂肪冗余问题。首先利用 VASERlipo，然后再应用 BodyTite 双极射频治疗男性乳房发育和上半身躯体皮肤松弛。术前标记显示了 VASERlipo 和 BodyTite 射频治疗患者前外侧胸部范围，脂肪腹壁整形与向后外侧延伸的斜行侧腹壁整形术切口。下：病例二，术后 14 个月的结果，手术完成后，随之恢复常规肌肉训练。其躯体呈现倒三角，皮肤光滑紧绷，肌肉轮廓较前明显，瘢痕十分微小。

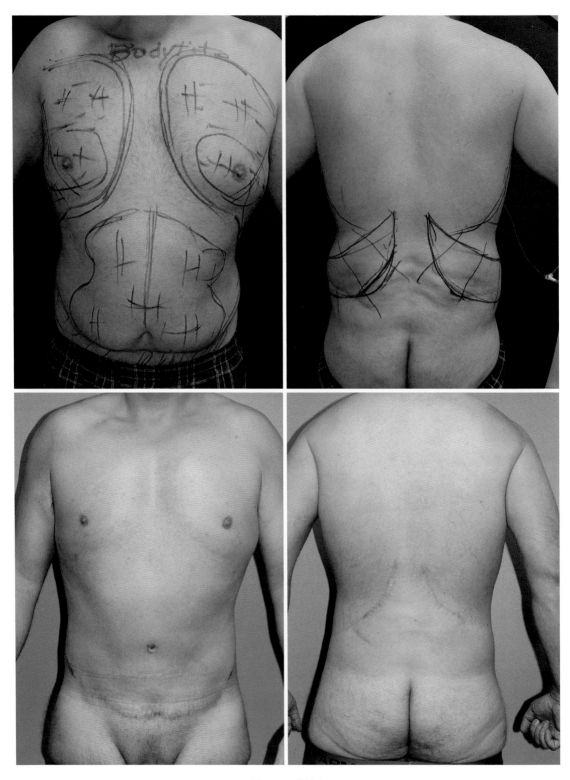

图 12.3 （续）

围变窄，身材性感，并增大萎缩的乳房和臀部外侧凹陷。术前标记显示 VASERlipo 区域邻近手术切除位置（图 12.4，左）。由于她希望进行脂肪填充，因此 VASERlipo 采用 VASER 模式，并降低功率。将乳化脂肪收集在无菌罐中，采用前述方法进行分离提纯。

整形外科视频百科（Plastic Surgery Videopedia）的 Bertrand LaCotte 医生派退休的休斯敦著名整形外科医生和教育家 Tom Biggs 博士到我手术室拍摄这个病例视频。该视频表明，脂肪组织的复合处理方案对于高要求患者的形体塑形至关重要。首先让患者阐明自己形体的问题和期望所做的调整。显然，我要指导他们观察和评判，并询问他们希望通过多长时间来获得最理想的身材。根据其解剖结构，例如肌肉骨骼及脂肪分布，考虑我们采取的治疗方法和能达到的效果。若是内胚型体型，依然会保持内胚型的特点，而不会改变为外胚型体型。伴有皮肤松弛的长方形形体则适宜改变为曲线优美的丰满形体。如果脂肪主要堆积在皮下，即便 BMI 超过 30 kg/m^2，也并非上述复杂形体塑形手术的禁忌。

她的视频分为三部分，在此对每一部分进行评论总结。第一部分为患者术前的设计画线。脂肪腹壁整形术计划将外侧切口延伸跨过两侧髂前上棘。斜行侧腹壁整形术[9]以侧腰部凸出处为中心进行切除。解剖游离髂腰部致密的斜行粘连带[11]，抽吸肩胛骨区及骶部松弛的皮肤皮下组织，然后牵拉皮肤关闭髂腰部切口。换言之，松解侧腹部粘连带后，两侧整个背部均可通过 VASERlipo 进行塑形。向上用力推动外侧臀部，使侧腹壁多余皮肤堆积，以此判定髂腰部皮肤切除的宽度。

第二部分是俯卧位的手术操作。为获取足够的脂肪进行臀部填充，VASERlipo 首先抽吸髂腰部拟切除区域，然后抽吸其他区域，并同时切除多余皮肤。安全、高效实施该手术的关键因素是团队合作。因此，我已经能够在 4 小时内完成大部分患者的手术，并在严密监控的情况下，保证每位患者从门诊手术中心出院。手术团队由我负责领导和协调工作，其他成员包括技术精湛的助理医师、门诊的外科技术员及一位匹兹堡大学整形外科的资深住院医师。如该视频所示，大部分时间内，在我的指导下同时进行 2～3 项手术。VASERlipo 会干扰其他手术，哪怕是远距离的手术。吸引管和抽吸针运行时，会导致患者震动。干劲十足的助理可能会挤进我的手术区，或者我不得不尴尬地站在某人身边以完成手术。在此期间，我还要时刻关注其他手术区域完成的情况，并在必要时进行干预指导。当然所有这些工作都会带来令人难以置信的刺激和引人入胜的体验，具有令人着迷的挑战性。我会告知所有患者，团队手术的重要性，并且要求他们必须同意我的手术计划。反对团队手术的患者比较少见，其必须接受在特定手术阶段我只能完成有限的手术。该视频的优点之一是可以看到这个过程的实际情况。缝合髂腰部整形术伤口时，向后推动上腹部的冗余。当助理关闭切口时，外科技术员分离提纯无菌罐的脂肪，并递交给我，我则用注射器将之注射于臀部外侧。

第三部分是患者转为仰卧位后的手术。通过高位切口进行上腹部 VASERlipo。我倾向于首先进行 VASERlipo 并游离上腹部皮瓣，因为我希望在完成脐和耻骨之间的切除后，已经做好关闭下腹部切口的所有准备。这样可以将下腹部组织的暴露时间缩至最短，从而将术区污染的发生率和机体的热量损失降低到最小。将脂肪填充于萎缩干瘪的乳房，供区为大腿内侧和上腹部。利用脂肪抽吸和 LaRoe 分离器牵拉组织完成间接的潜行剥离，随后游离正中线

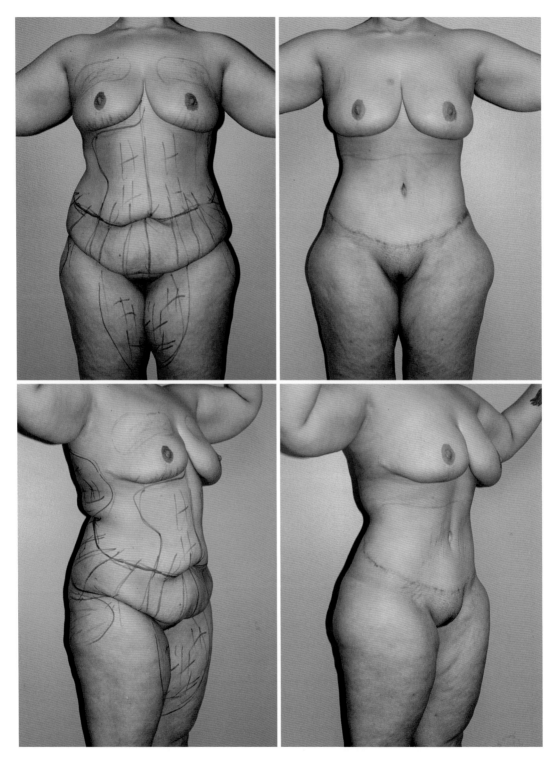

图 12.4　左：术前，右：术后 5 个月。左：27 岁女性，已经减轻了 100 磅（约 45.36 kg）体重，但其 BMI 仍维持在 31 kg/m²。她希望改善皮肤的松弛和难看的脂肪膨出。她希望腰围变窄，身材性感，并增大萎缩的乳房和臀部外侧凹陷。术前标记显示 VASERlipo 区域邻近手术切除位置。右：术后 5 个月，患者的手术瘢痕逐渐消失，她对紧致的皮肤和形体感到满意。

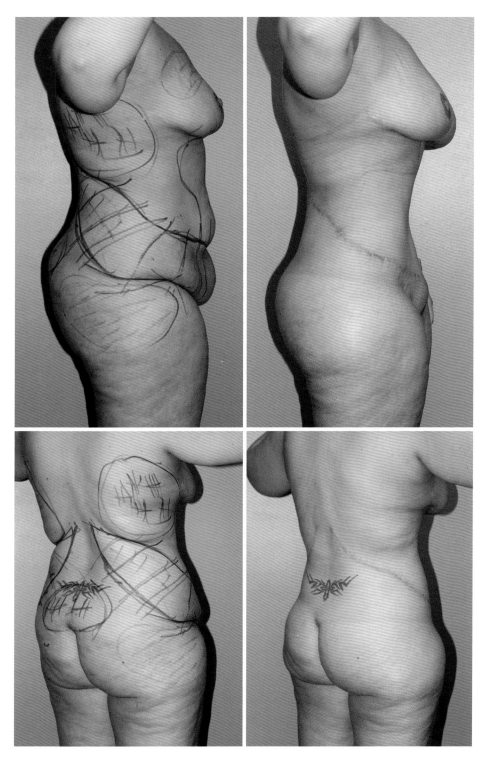

图 12.4 （续）

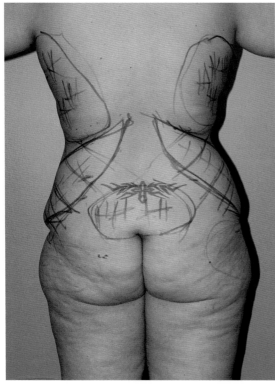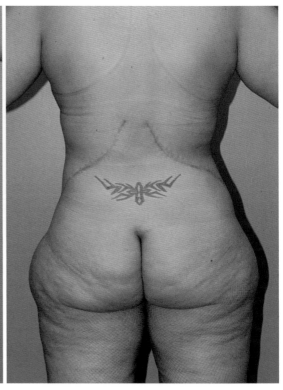

图 12.4 （续）

区域至剑突。手术床设置为中凹位，在不影响侧腹壁整形切口的前提下，加深中凹位角度，向下拉紧腹部皮肤，使之可以覆盖整个腹部。最后，患者展示了术后 5 个月的效果。她对新外观感到满意，并预约了上肢的 VASERlipo（图 12.4，右）。

　　自从 4 年前我购买了自己的 VASER 以来，我们每年完成 120 多例手术，其中大约一半是联合切除性形体塑形手术。预计手术时间超过 4 小时或麻醉医疗风险较高的少数病例，须住院手术。海滨手术中心在过去的 3 年内，仅有两名形体塑形患者需住院治疗。其中一名是病情控制良好的肾病综合征患者，出现体液失衡，需要住院治疗和透析，从而迅速康复。另一名患者术后出现了血管迷走神经反应，需要住院和输血。300 多名患者没有一人需要转院治疗。

　　VASERlipo 可以选择性获取脂肪，因而优于同类产品[11]。据说水动力和振动脂肪抽吸术具有相似的选择性和安全系数，但我没有相关经验。虽然 VASER 阶段增加了额外时间，但物有所值，因为其手术创伤和失血量远低于传统脂肪抽吸术，并且结果接近预期，不满意率极低。

参考文献

[1] Lockwood T. High lateral tension abdominoplasty with superficial fascial system suspension. Plast Reconstr Surg. 1995; 96: 603–15.
[2] Pascal JF, LeLouarn C. Remodeling bodylift with high lateral tension. Aesthet Plast Surg. 2002; 267: 223–30.

［3］Saldanha OR, Federico R, Daher PF, Malheiros AA, Carneiro PRG, Azevedo SFD, Saldanha Filho OR, Saldanha CB. Lipoabdominoplasty. Plast Reconstr Surg. 2009; 124(3): 934−42.

［4］Ribeiro RC, Matos WN Jr, Suárez Cruz PF. Modified lipoabdominoplasty: updating concepts. Plast Reconstr Surg. 2016; 138(1): 38e−47e.

［5］Gutowski KA. Evidence-based medicine: abdominoplasty. Plast Reconstr Surg. 2018; 141(2): 286e−99e.

［6］Hunsted JP, Kortesis BG, Knotts CD. Avulsion thighplasty: technique overview and 6-year experience. Plast Reconstr Surg. 2016; 137(1): 84−7.

［7］Hurwitz DJ, Keith J. L-brachioplasty: an adaptable technique for moderate to severe excess skin and fat of the arms for featured operative techniques. Aesthet Surg J. 2010; 30: 620−62.

［8］Swanson E. Prospective study of lidocaine, bupivacaine, and epinephrine levels and blood loss in patients undergoing liposuction and abdominoplasty. Plast Reconstr Surg. 2012; 130: 702−22.

［9］Hurwitz DJ, Beidas O, Wright L. Reshaping the oversized waist through Oblique Flankplasty with Lipoabdominolasty (OFLA). Plast Reconstr Surg. 2019; 143(5): 960e−72e.

［10］Taylor DA. Zones of adhesions of the abdomen: implications for abdominoplasty. Aesthet Surg J. 2016; 37(2): 190−9.

［11］Wall S Jr. SAFE circumferential liposuction with abdominoplasty. Clin Plast Surg. 2010; 37: 485−501.

第十三章

VASER 辅助脂肪抽吸的躯体形态精细雕塑

High-Definition Body Contouring Using VASER-Assisted Liposuction

Alfredo E. Hoyos and David E. Guarin | 王 阳 译

介 绍

正常的人体体表是一个复合系统，包括表层皮肤及脂肪组织复合体。脂肪组织复合体的厚度、功能、细胞密度、代谢活性、脂肪分解的敏感性及众多其他特征千变万化，由遗传精细调控及个体行为所致。这种异质性的倾向形成了不同类型的躯体。为了便于诊断和分类，根据其一般外部形态，将其分为三大类型：中胚型、外胚型和内胚型。中胚型肌肉发达、外形健美；外胚型体型纤细瘦高；内胚型易堆积脂肪组织，尤其是躯体下部[1]。

应根据年龄和性别评估理想的体型。男性的理想体型相对稳定：自古希腊和罗马时代、文艺复兴时期乃至当代，对于男性理想体型的标准一致，即健美、肌肉轮廓清晰，代表年轻、活力和健康。但女性体型的标准则受年龄、种族、偏好、时尚趋势、健康问题等影响，随着时代不断的变迁。仅在 20 世纪，标准即有显著改变：第二次世界大战以后，随着生活水平逐渐富裕，沙漏形身材成为标准，即注重胸部的尺寸而忽略腰部；20 世纪 60 年代的女性解放运动改变了一切：女性开始参与社会和政治活动，超短裙成为公认的流行趋势，女性的体型标准由曲线优美取而代之为身材瘦削、四肢修长。20 世纪 70 年代出现了嬉皮士风潮，不拘小节的外表成为女性的风尚。20 世纪 80 年代是超级模特的时代：一位性感妖娆的妩媚女性仅凭借其外貌即可名利双收。世界各地的女性都以此为楷模，渴望有与其相似的外貌。20 世纪 90 年代的标准是"瘦无极限"，从而引发了严重的健康问题，厌食症开始蔓延。21 世纪人们对此进行了反思，开始追求更为健康的形象[2]（图 13.1a、b）。

现今，体型的标准呈现多样化的趋势，应根据每一个体的地域、年龄、种族及时尚趋势等因素，满足其个性化的期望。

随着脂肪抽吸技术的发展，人体形态可以得到极大的改观。初期仅是试图去除多余的脂肪组织，以形成平坦的外观。手术质量的提高，则使患者的期望水涨船高，继而要求更为自

A. E. Hoyos (✉)
Private Practice, Bogotá, Colombia
Clinica Dhara, Department of Plastic Surgery, Bogotá, Colombia
D. E. Guarin
Universidad del Valle, Hospital Universitario del Valle, Department of Plastic Surgery, Cali, Valle del Cauca, Colombia

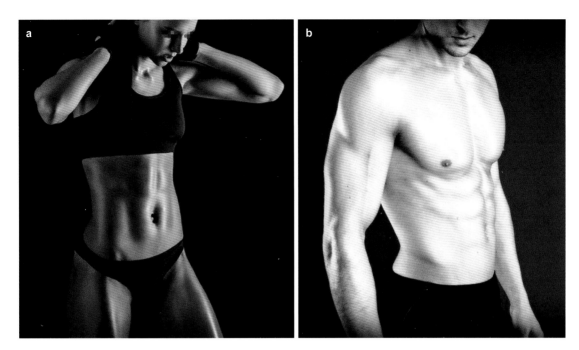

图13.1　健康性感的女性（a）；健康男性（b）。

然美观的效果。人体自然美观的形体应凹凸有致，在体表呈现出深面肌肉、骨骼的轮廓，以形成完美的形体。通过选择性的抽吸或移植某些区域的脂肪，可以获得更好的效果，达到理想的健美形体。这种技术使我们能够依据每一位患者的体型及其个性化的需求，进行量身定做[3]（图13.2a～c）。

超声波

现有的超声辅助脂肪抽吸技术克服了第一代超声的局限性和严重并发症。低功率脉冲超声采用小直径钛槽实心探针，主要通过空化效应，提高了脂肪组织的破碎效率。继发热效应亦对真皮深面有治疗效果，可增加皮肤的回缩。

大多数并发症更为可控，使手术更为安全，因而可以抽吸更多量的脂肪，并利于后续的操作。随着技术的掌握，效果的可靠性增强。

标记是手术的主要组成部分。应将体表解剖视为动态结构，以契合每一位患者的身体状况、解剖标志及肌肉活动。这意味着需要充分的准备、丰富的人体美学解剖及艺术知识，以识别每一解剖区域的优势或"α"肌。人体所有解剖区域的形态主要与"α"肌有关；"α"肌虽可能并非较为强壮，但如图13.3所示，它却赋予了人体健美的特性[4, 5]。

脂肪去除后，皮肤的充分回缩是取得良好效果的关键所在。这是皮肤的固有特性，主要与年龄、营养因素、日晒、体型和体重变化有关。因此，必须对每位患者进行个性化分析，以获得最佳效果。必须在纵、横、深三个维度考虑回缩。采用环形抽吸的方法，可以获得更好的效果（图13.4）。

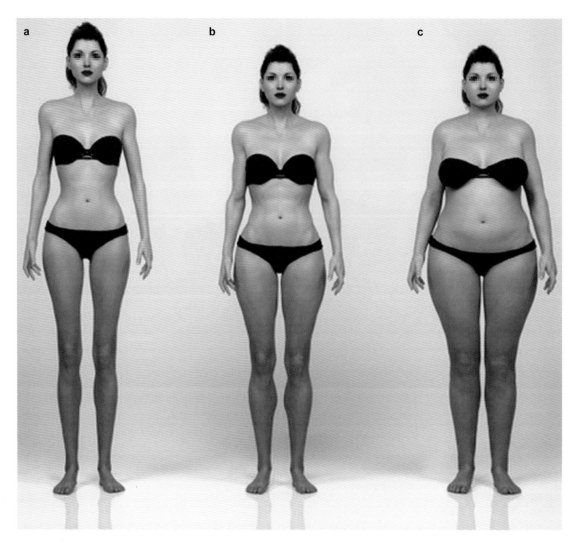

图 13.2　体型：苗条／外胚型（a）；健美／中胚型（b）；肥胖／内胚型（c）。每一种体型都需要不同的方法以达到最佳效果。

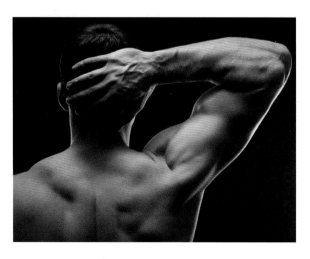

图 13.3　"α"肌示例：三角肌虽非上臂最强壮的肌肉，但给人以力量和健康的印象，也是"V"形体型的组成部分。

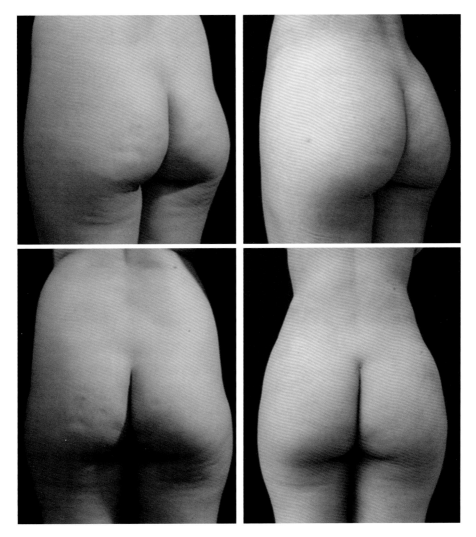

图 13.4　左：手术前，臀部内上区域容积不足，大转子区域凹陷，腰部轮廓欠佳。右：手术后，腰臀腿曲线流畅美观，臀上区域丰满。

并发症

须预防和谨慎治疗脂肪抽吸和超声波导致的并发症，以确保患者的安全及手术的成功。

由于淋巴管的机械性损伤和软组织的创伤，血清肿是最常见的并发症。在女性骶骨和男性腹股沟等特定区域，常规使用引流管易于减少血清肿的发生。

损伤真皮下血管网可导致"大理石样"皮肤等常见的肤色改变问题。因此，在腰围、大腿内侧、上臂后侧及颈部应采用小于 3 mm 的吸脂针，以避免上述问题。

皮肤烧伤与技术掌握程度密切相关。充分浸润、湿润手术巾及紧密固定保护器等系统措施保护皮肤，可避免皮肤的烧伤。

当修薄皮下组织，促进皮肤回缩时，皮瓣的皱缩或错位可导致表面凹凸不平。可采用海绵敷料型塑身衣均匀加压，避免皮瓣错位及皱缩，以减少凹凸不平，缩短恢复时间[2]。

手术过程

术前准备

应依据解剖结构逐层抽吸脂肪，以呈现肌肉的浅面轮廓。脂肪移植是增强轮廓、形成自然健美外观的关键步骤，通过抽吸、移植脂肪及充分回缩皮肤，可以轻易勾勒出肌肉的轮廓。腹直肌、前锯肌、腹外斜肌、胸大肌、背阔肌及三角肌等 α 肌群应给予重点关注。

患者的选择至关重要，与术后效果和患者的满意度直接相关。皮肤严重松弛或体重剧减的肥胖患者并非良好适应证，其发生并发症及不良效果的风险较大。生活方式不健康的患者，如缺乏体育锻炼、营养不均衡等，亦非良好适应证。

手术流程首先要进行麻醉评估和患者个性化分析。随后根据患者的特征详细标记。切口的设计要兼顾操作的便利与瘢痕的隐蔽性。

手术操作

肿胀液的注射量必须遵循注射量 / 抽吸量比例为 2∶1 的原则，以确保安全准确的脂肪乳化。首先在浅层采用间断模式（VASER 模式）进行超声乳化，随之在深层采用连续模式进行超声乳化。应特别谨慎小心避免烧伤，如保护切口入路的皮肤、充分浸润及探针的保护等。

采用振动或动力辅助负压抽吸使操作快捷便利，可节省时间、体力，并减少出血量。

深层脂肪需充分抽吸，浅层的抽吸要重点强化浅层肌群轮廓，塑造出健美的形状，如腹白线、腹直肌外缘或者三角肌的边缘等。

脂肪移植有助于重塑男性臀部、三角肌、胸大肌，以及女性乳房的丰满度及外观。依据不同的目标区域选择相应的移植技术；对于大多数区域单纯静置即可，而在移植量较少的区域，供区最好采用大腿内侧及下腹部的脂肪，并加以离心，以尽可能获得高密度的活性脂肪组织及干细胞[6]。

负压引流虽然可有效避免并发症，但并未广泛应用；仅在男性下背部等血清肿高风险区域推荐使用（图 13.5）。

术后护理与手术同等重要。使用加压塑形衣、海绵背心及负压引流可解决手术形成的死腔及皮肤松弛，有助于缩短恢复时间，获得更佳效果。

进展

外科医生旺盛的求知欲和科技不断发展的创造力使我们的治疗能力不断提升。虽然这项新技术已经被迅速扩展应用，但仍有某些阻力。这要求外科医生需有良好的评估标准及培训，以接纳变革，适应新技术，并寻求解决处理患者需求的正确方式。

新的理念不仅局限于仪器，也是对既往手术技术的质疑与思索。腹壁整形等切除皮肤的术式若要达到皮肤紧致，很难获得无手术痕迹的自然效果。为解决上述问题，肚脐的形态与位置、平直的外观及高位瘢痕等每一个棘手问题都要谨慎考虑，并采用精细轮廓塑形技术，以达到自然健美的效果[7]（图 13.6）。

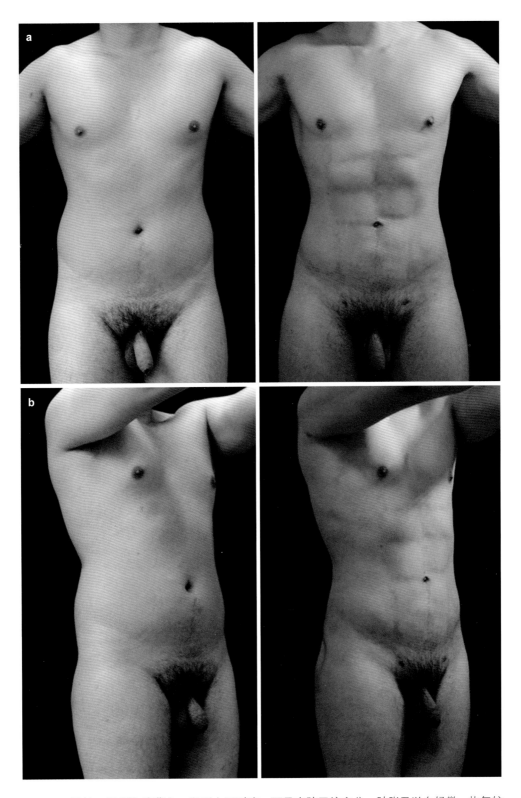

图 13.5 男性。采用海绵背心、塑形衣及引流，可见皮肤回缩充分，肿胀及淤血轻微，恢复较快（a、b）。

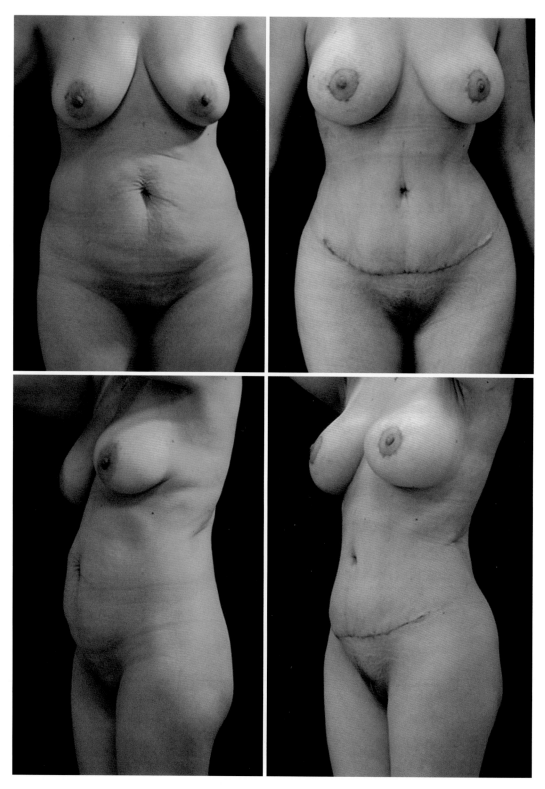

图 13.6　左：术前照片。皮肤松弛、妊娠纹明显。右：术后 2 个月照片。切口位于低位，脐上凹陷及半月线清晰可见，肚脐呈相对年轻的垂直状。

减重手术后与产后患者的治疗一直颇具挑战性。在某些特定患者，可采用腹壁小切口进行腹壁肌肉的折叠缝合，促进皮肤部分回缩，以避免形成较大的瘢痕[8]。

参考文献

[1] Kandel M, Baeyens JP, Clarys P. Somatotype, training and performance in Ironman athletes. Eur J Sport Sci. 2013; 14(4): 301−8.

[2] Hoyos AE, Prendergast PM. High definition body sculpting: art and advanced lipoplasty techniques. Berlin/Heidelberg: Springer; 2014.

[3] Hoyos A, MILLARD J. VASER-assisted high-definition liposculpture. Aesthet Surg J. 2007; 27(6): 594−604.

[4] Hoyos A, Perez M. Arm dynamic definition by liposculpture and fat grafting. Aesthet Surg J. 2012; 32(8): 974−87.

[5] Hoyos A, Perez M. Dynamic-definition male pectoral reshaping and enhancement in slim, athletic, obese, and gynecomastic patients through selective fat removal and grafting. Aesthet Plast Surg. 2012; 36(5): 1066−77.

[6] Schafer ME, Hicok KC, Mills DC, Cohen SR, Chao JJ. Acute adipocyte viability after third-generation ultrasound-assisted liposuction. Aesthet Surg J. 2013; 33(5): 698−704.

[7] Hoyos A, Perez ME, Guarin DE, Montenegro A. A report of 736 high-definition lipoabdominoplasties performed in conjunction with circumferential VASER liposuction. Plast Reconstr Surg. 2018; 142(3): 662−75.

[8] Hoyos AE, Perez ME, Castillo L. Dynamic definition mini-lipoabdominoplasty combining multilayer liposculpture, fat grafting, and muscular plication. Aesthet Surg J. 2013; 33(4): 545−60.

第十四章

超声辅助脂肪抽吸术：法医学考量

Ultrasound-Assisted Liposuction: Medicolegal Considerations

Neal R. Reisman ｜ 林 伟 译

　　脂肪抽吸仍是一种非常常见的整形外科手术。超声辅助脂肪抽吸已成为治疗患者形体问题不可或缺的组成部分。医疗法律相关因素包括患者选择、固有风险、一般风险及其他问题，例如涉及翻修手术和费用问题等。这是与患者期望值相关的颇有意思的时刻。未能达到患者的术前期望及目标是最常见的纠纷因素。知情同意书列出常见固有风险，患者承认其理解并接受[1]。然而，有些患者尽管已经理解和接受这些风险可能出现，但若真的发生，即便签署了知情同意书，仍然会提起诉讼[2]。可能有许多因素导致这种观察结果，包括越来越多人不切实际的期望，以及对"即使精心照料，风险确实存在"这一事实的强调不足[3]。众所周知，正确地选择患者仍然是避免诉讼的最佳方法。患者的期望评估可以采用 Mark Gorney 博士的 Gorney gram 法，它有助于阐明患者对其问题的潜在看法。图 14.1 描绘了畸形与我们对畸形的感知。畸形轻微却认为自己的问题很严重的潜在患者是很难对其手术结果满意的[4, 5]。

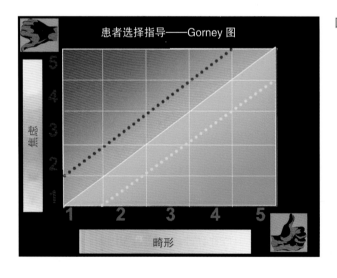

图 14.1　畸形与对畸形的感知。

N. R. Reisman (✉)

Baylor College of Medicine, CHI Baylor St. Luke's, Department of Plastic Surgery, Houston, TX, USA

e-mail: drreisman@drreisman.com

形体缺憾轻微和有"奶酪样畸形"的脂肪抽吸患者可能就属于这样的患者。缺憾轻微而小题大做，无疑得不到显著改善，解决不了问题，也改变不了生活。我见过这样的情况，某些区域术后得到了显著改善，但患者却完全不满意并导致诉讼。本章将探讨避免问题患者和最终处理诉讼问题的方法。

对轻微缺憾过度关注的患者位于图表的左侧，不应轻易同意为其手术，多进行几次面诊针对性商讨其难以实现的目标或许会有所帮助。而有明显不对称脂肪堆积的潜在患者，希望形体改善到一定程度即可，将位于图表的右侧，这类患者是手术的适应证。虽然这并不准确，但若联合其他措施互动有助于我们正确地选择患者。

建议至少面诊 2 次之后，再决定是否手术。这些面诊十分重要，通过对话交流，进一步了解患者的目的和期望，以及如何具体解决这些问题。宾夕法尼亚州最高法院认为，外科医生有责任与潜在患者互动，回答和讨论即将进行手术的相关问题。这表明由护士、患者协调员和外科医生组成团队的办法虽然可行，但不能取代外科医生直接进行讨论的责任[6]。而当患者既定目标难以实现时，一种方法是在知情同意书上更严苛地描述所担忧的问题，另一个解决办法是告知其手术难度增加，收取更高的费用。这些表面文章式的解决方法，反而表明你认为难以达到患者的目标和期望，或许一名谨慎的外科医生不会为之手术。我的建议是，添加文字或费用，已经显示你对实现患者目标缺乏信心。你可能认为这些措施在出现问题时对你有帮助，但实际上，如果发生诉讼，这些措施可能对你不利。

多年来，我一直建议只接纳自己"喜欢"的患者[6]。首次面诊和随后在门诊与你的交流可以大致界定患者情况。倾听员工对患者难易程度的评价，并判断你能否轻松达到患者的目标。若面诊 2 次后，你的员工向你大亮红灯，你应该明白这个患者不适合手术。如何能恰当地拒绝患者手术要求呢？我会使用"我的技能无法通过手术实现您所需要的目标"这句话。尽管这是个艰难的决定，但我从不会后悔拒绝手术。患者选择是避免医疗法律问题的关键。患者不寻求自己喜欢的医生，虽然医患关系越是良好和持久，出现并发症后，发生矛盾问题的可能性就较小。

知情同意是一个过程，而不是病历中特定的签名文件。知情同意的过程应包括一些适度的咨询商讨，以评估潜在患者的目标和期望，以及概述手术过程、一般风险、固有风险和附加说明的交流。常用的两个必要标准是"理性患者"做出知情的决定或"理性医生"将提供讨论的信息。了解你所在的地区对知情同意书的要求，以及是否有包含必要信息的描述模板。提供大量信息使患者真正知情同意，还是用海量的保护性信息使其应接不暇，两者之间通常存在平衡。许多有效的知情同意文件避免了法律术语，并提供了患者可以参考的重要信息，以改善他们的体验。虽然由于单纯缺乏知情同意而提起的诉讼很少见，但几乎所有诉讼的索赔中都会涉及。仅仅列出了并发症可能不一定能保护您免受过失索赔。应当利用好知情同意程序来排除难度高和不切实际的患者。

知情同意的具体条目包括修复细则和财务问题。我建议做一个书面的修整细则，例如对于完成所有术后随访、指导和术后护理的患者，术后一年内修复时免收手术费用。如果额外需要麻醉和设施使用费，告诉他们可能会收取相应的额外费用。这种表达方式有助于防止患者不按时随诊，不遵医嘱，然后出现需要二次手术修整的情况。

财务问题同样非常重要，应详加讨论。费用将提前支付，依据医疗电子交换法案（Health Insurance Portability and Accountability Act, HIPAA），如果患者使用信用卡支付，则将面临拒付风险。某些病例接受治疗后，质疑信用卡付款，要求退款。当信用卡公司询问您对所提供服务的意见时，HIPAA 可能会阻止您做出回应[7, 8]。本条款允许您对患者就已经提供的服务提出的退款请求提出适当质疑。对于最初和修整手术可能包含的内容也存在混淆。应清楚解释与外科医生费用、麻醉费用、设施费用、实验室和（或）X 线检查费用，以及任何其他项目相关的费用。

应明确记录在案：第三方保险通常不适用于美容手术。我使用一个独立段落，说明为美容手术向第三方保险提出索赔是一种欺诈行为，因为理赔不可撤销，所以不要受理。曾经有过例子，患者因为美容手术收取的费用，向手术医生参保的保险公司提交索赔。令人惊讶的是，它被受理了，于是手术医生必须退还收取的患者的款项，并无条件接受保险公司的要求。事先进行书面讨论签字应该可以防止这种行为。

常规预防措施包括摄影和患者交流，建议签订通信协议。患者同意公开他们的联系方式，包括电子邮件、短信、社交媒体、工作场所及普通邮件。该协议应该经常更新并保存。应充分了解所有摄影的使用权限，将患者的照片作为医疗病历的一部分，应获得 HIPAA 摄影许可，如果将患者资料用于广告、营销或教育工作，则需要获得 HIPAA 商业摄影许可。商业图片的具体用途需要描述其使用地点、使用期限、分发和预期用途，所有这些都需要从照片中删除元数据[6]。

手术知情同意书应涵盖所有手术都可能发生的一般风险，包括但不限于感染、出血和需要二次手术、愈合延迟、明显的瘢痕及额外手术的可能性。脂肪抽吸与超声辅助脂肪抽吸的固有风险还有许多其他风险都需要考虑。我会比较谨慎，以免在交流谈话时将这些风险减轻、弱化或妥协。我听过这样的案例，患者（原告）声称"我从来没有出现过这些并发症，但我必须告诉你"或"这些非常罕见，我不担心。"医生这样的评论可能会导致在并发症发生时，患者虽然清楚地明白、理解和承认，但他们仍相信如果外科医生没有疏忽，这种并发症就永远不会出现。从而使医生深陷困境，即不管患者的问题、健康状况或不切实际的目标如何，医生都必须在各个方面做到完美。应该强调所有手术都有风险，出现并发症和固有风险肯定是事出有因。知情同意过程应有助于建立手术利弊之间的平衡。适用的风险越多，手术自然就越困难。

应与患者针对性地讨论脂肪抽吸术的固有风险，可能包括凹凸不平、松弛、感觉奶酪样畸形、粘连及不对称增多。超声辅助脂肪抽吸术可能需要额外说明由于超声波能量引起的皮肤和深层组织烧伤，以及吸脂针断裂的可能性。超声辅助脂肪抽吸术已成功应用于市场多年，而断裂或超声治疗的其他未知影响的风险非常少见。患者很少会预先意识到他们的不对称性，明智的做法是使用摄影手段提前呈现其解剖结构的差异[6]。手术后如果呈现相同的差异，可凭借照片解释开脱！过度去除臀下皱襞下方的组织可能会导致臀部的松弛和下垂。超声辅助脂肪抽吸的切口可能更容易留下瘢痕和变薄，因此应与患者协商切口位置。

麻醉方面的考虑也非常重要。腹式呼吸的患者进行腹部脂肪抽吸时，如使用喉罩通气管（laryngeal mask airway, LMA）可能会导致穿透筋膜层，带来灾难性的后果。请注意，对于腹式呼吸运动的患者，使用小直径多端口针头注射肿胀液可能更容易穿透肌肉。浅表结构较深层的损伤常作为知情同意的组成部分，而更深的穿透入腹腔，则超出了并发症可接受的范畴。在术中任何时候，都应该非常清晰准确地了解针管的确切位置[6]。

同样，也应该评估手术室的环境。很多患者进行脂肪抽吸手术时是不穿衣服的，易受手术室较低室温的影响。应注意预热室温，或使用其他设备（在不影响无菌条件的情况下）使患者保温。肿胀液的使用量也需要关注。需要根据患者的年龄和病史仔细斟酌肿胀液中使用利多卡因和肾上腺素的种类和容量。

因为有很多患者由于塑身衣太紧或折叠而出现压迫畸形，所以必须向患者交代术后穿着塑身衣的注意事项。塑身衣的类型及其隐患应书写在案。此外，术后护理应包括轻柔按摩，以帮助患者减少或防止粘连，避免形成凹凸不平。演示按摩的方法、持续时间和强度，有助于患者自行掌握。

大容量脂肪抽吸定义为单次抽吸量＞5 L，有其独有的预防措施标准以减少并发症。这些预防措施包括在可控环境中监测患者至少23小时。无效体腔的液体流失可能会导致严重并发症和死亡。必须评估肿胀液输注中使用的利多卡因和肾上腺素的水平，以避免其过量使用。

知情同意讨论包括的内容如下所示

- 替代治疗
- 脂肪抽吸手术的风险
- 脂肪抽吸的固有风险
- 患者选择
- 耻骨联合畸变
- 肚脐
- 肿胀脂肪抽吸术
- 超声辅助脂肪成形术
  - 烧伤
  - 针管断裂
  - 未知风险
- 手术的一般风险
- 治疗问题
- 出血
- 感染
- 瘢痕
- 硬度
- 皮肤感觉的变化
- 皮肤凹凸不平
- 皮肤变色 / 肿胀
- 皮肤敏感性

- 切口重度裂开
- 缝合线
- 延迟愈合
- 较深结构的损坏
- 脂肪坏死
- 血清肿
- 手术麻醉
- 休克
- 疼痛
- 心脏和肺部并发症
- 静脉血栓形成和后遗症
- 过敏反应
- 药物反应
- 不对称
- 手术湿性液体
- 持续肿胀（淋巴水肿）
- 效果不满意
- 其他建议
- 吸烟、接触二手烟、尼古丁产品
- 睡眠呼吸暂停 / 持续气道正压通气系统（continuous positive airway pressure, CPAP）
- 药物和中药食补
- 日光浴沙龙
- 旅行计划
- 躯体穿刺手术
- 女性患者信息
- 术后陪伴亲属
- 心理健康障碍和择期手术
- DVT/PE 风险和咨询
- 必要的额外手术（二次手术）
- 患者依从性
- 修复条款
- 健康保险
- 财务职责
- 美容手术财务协议
- 沟通确认同意
- 同意将照片用于商业用途。
- 患者同意使用信用卡、借记卡和理财账户，公开健康隐私信息。

参考文献

[1] Reisman N. Chapter 5: Informed consent, record keeping & documentation. In: Cohen M, Thaller S, editors. The unfavorable result in plastic surgery. 4th ed. New York: Thieme; 2018.

[2] Wirshing DA, Wirshing WC, Marder SR, Liberman RP, Mintz J. Informed consent: assessment of comprehension. Am J Psychiatry. 1998; 155(11): 1508−11.

[3] Rod J. Rohrich, Samuel J. Beran, Jeffrey M. Kenkel, et al. Ultrasound-assisted liposuction. Thieme Medical Publishers Inc.; 1998. ISBN10 1576261093, ISBN13 9781576261095.

[4] Gorney M, Martello J. Patient selection criteria. Clin Plast Surg. 1999; 26: 37−40.

[5] Gorney M. Ten years' experience in aesthetic surgery malpractice claims. Aesthet Surg. J. 2001; 21(6): 569−71.

[6] Reisman N. "Delegating informed consent"; "The perforated abdomen"; "Scrub your commercial photographs"; "In search of Normal expectations and return to attention to detail"; "Choosing patients you like"; On Legal Grounds − Plastic Surgery News.

[7] HIPAA Section 164. 514(b)(2).

[8] Standards for privacy of individually identifiable health information; final rule. 45 CFR Parts 160 and 164. Federal Register 65, no. 250 (December 28, 2000).